21世纪医学影像专业教材

医用CT技术及设备

主　编／姚旭峰　李占峰
副主编／沈秀明　李　伟
　　　　黄清明　范一峰
　　　　桑玉亭

复旦大學出版社

编写委员会

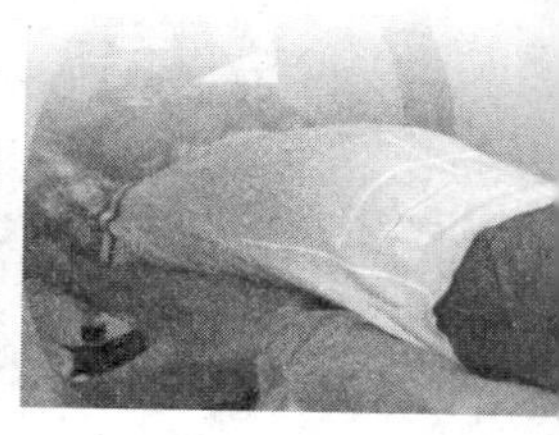

姚旭峰
（上海健康医学院）

李占峰
（江苏联合职业技术学院南京卫生分院）

于同刚
（复旦大学附属华山医院伽玛分院）

沈秀明
（上海健康医学院）

范一峰
（杭州医学院）

李　伟
（上海健康医学院）

黄清明
（上海健康医学院）

桑玉亭
（上海健康医学院）

季智勇
（上海交通大学附属第六人民医院）

孙连柱
（上海西门子医疗器械有限公司）

前言

《医用CT技术及设备》是针对医学影像技术及生物医学工程专业编写的教材。本书的编者来自高校、附属医院以及医疗器械公司一线，大多具有丰富的教学与实践经验。

在编写过程中，我们遵循教材必须具备的“思想性、科学性、先进性、启发性、适用性”的原则，同时注重教材要面向“特定的对象、特定的要求、特定的限制”的要求，精心组织编写。

医用CT设备是临床诊疗中常用的影像学检查设备之一，由于能够断层成像，且能够清晰显示组织结构信息，在临床中发挥了重大的作用。同时，CT机价格昂贵，且正常运行对环境要求较高，所以日常管理与维护尤为重要。

本书根据实际需求，系统阐述了CT设备的原理、结构、管理、维护以及日常操作等内容。

本书第一章概述由姚旭峰、范一峰编写；第二章CT成像基础由李伟、李占峰编写；第三章CT扫描成像系统由李伟、李占峰、孙连柱编写；第四章螺旋CT由李伟、李占峰编写；第五章CT图像重建由姚旭峰、范一峰编写；第六章CT扫描方式由沈秀明、桑玉亭、于同刚编写；第七章CT扫描技术由沈秀明、桑玉亭、于同刚编写；第八章CT设备的质量保证和质量控制由黄清明、季智勇、孙连柱编写；第九章CT设备安装与维修由黄清明、季智勇、孙连柱编写。

限于我们的认识和能力，本书还存在不足之处，在此恳切希望读者给予批评指正。

编者

2018年6月

目录

第一章　概　述

自 1895 年伦琴发现 X 线以来，计算机断层扫描(computed tomography, CT)已成为重要的医学成像方法之一，它是医学影像发展史上的一次革命。CT 成像由于具有较高的密度分辨力和较强的图像后处理能力，对病灶的定位和定性检查具有一定优势，已成为临床诊断不可缺少的手段。

第一节　传统 X 线成像

X 线具有很强的穿透能力，具备使某些物质发出荧光或者使胶片感光的能力。X 线成像能观察物体的内部结构，被广泛应用于医学诊断、工业无损检测等领域。

一、X 线的发现

1895 年 11 月 8 日，伦琴在进行阴极射线的实验时，第一次注意到放在射线管附近的氰亚铂酸钡小屏上发出微光。经过几天废寝忘食的研究，确定了荧光屏发光是由于射线管中发出的某种射线所致。当时对于这种射线的本质和属性了解得很少，他称之为“X”线，表示未知的意思。1896 年 1 月 23 日，伦琴展示了他夫人手部的 X 线照片。这是人类首次通过非创伤技术直观地看到了体内结构，从此开创了利用 X 线进行医学诊断的放射学，并奠定了医学影像摄影的基础。

二、传统 X 线成像

传统 X 线成像原理是射线源发射 X 线穿过物体，然后通过胶片、荧光屏以及影像增强器接受穿过人体的 X 线。X 线摄影由于胶片的对比度和空间分辨力较高，效果良好；X 线通过激发荧光屏与影像增强器能显示被检者的脏器，代表着 X 线透视技术的诞生。20 世纪 80 年代引入了计算机 X 线摄影技术(computed radiography, CR)，X 线技术发生了巨变，实现了

X线摄影的间接数字化，90年代后期的数字平板探测器(flat panel detector，FPD)则是直接数字成像方式(digital radiography，DR)，使得X线摄影技术真正实现了数字化。传统X线成像由于成像原理的限制，存在一些难以克服的缺陷，包括如下。

(一) 影像重叠

X线装置是利用透过被照物体的衰减X线将三维的受检体显示在二维的胶片或荧光屏等接收装置上，在射线经过方向的信息势必重叠在一起，容易造成组织与器官的重叠，引起误诊。

(二) 密度分辨力低

传统X线装置使用接收装置记录发自X线球管的焦点和穿过人体后衰减的辐射。以X线胶片为例，它表现的是辐射强度改变后的分布状况，是沿着X线焦点到接收装置射线方向上的所有结构，即这些射线方向上的所有体素都对辐射强度的衰减起作用。它不能区分密度差异小的软组织，一般只能区分密度差别大的脏器和病灶，例如充气的肺，而对肝、胰等软组织内部的差异无法鉴别。为了提高密度分辨力，某些脏器只能借助吸收X线多的高密度对比剂才能显示组织结构差异，但有时成像效果不佳。

(三) 几何放大效应

传统X线装置以X线管实际焦点为源进行中心投影，射线呈锥形向外辐射，相同的物体因与焦点的距离不同而造成放大率不同，在X线胶片上成像的大小也不同，从而影响医生对病灶大小的准确判断。

第二节 CT发展历程

自从发现X线后，医学上就开始用它来探测人体疾病。由于人体内有些器官对X线的吸收差别较小，且存在组织重叠等弊端，有时难以发现病灶。科学家们开始研发一种新的成像技术以弥补传统X线成像的不足，CT应运而生。

一、CT的诞生

CT是20世纪60年代随着现代计算机技术的发展而成为可应用的医学影像检查设备，其理论基础来自1917年奥地利数学家雷登(Radon)的科学贡献。

1917年，雷登提出了图像重建理论的数学方法。他指出对二维或三维的物体可以从各个不同的方向进行投影，然后用数学方法重建出一张图像，当时应用于无线电天文学的图像重建。最初将投影图像重建应用于医学领域的是无线电天文学家奥顿道夫(W. H. Oldendorf)。他在1961年做了一个称为“旋转-平移”的实验，实现了最早的图像重建。他用碘-131发出伽马射线平行束，用碘化钠晶体光电倍增管探测器进行检测(图1-1)。这种利用透射型成像的初级装置第一次实现了医学上建立真正的断层图像的愿望。尔后，科尔

(Kuhl)与爱德华(Edwaras)在 1963 年独立研制出发射型成像装置。这些装置均使用类似于反投影的算法进行图像重建,但所得图像不够清晰。

当代投影图像精确重建的数学方法是由美国物理学家布雷斯韦(R. N. Bracewell)与考马克(A. M. Cormack)分别于 1956 及 1963 年确立的。考马克于 1963 年 9 月及 1964 年 10 月在 *Journal of Applied Physics* 上发表了两篇题为《用线积分表示一函数的方法及其在放射学上的应用》的系列文章,并将这一方法成功应用于简单的模拟装置(图 1-2)。他是应用图像重建数学方法获得物体吸收系数的第一人,为 CT 技术研究打下了基础。

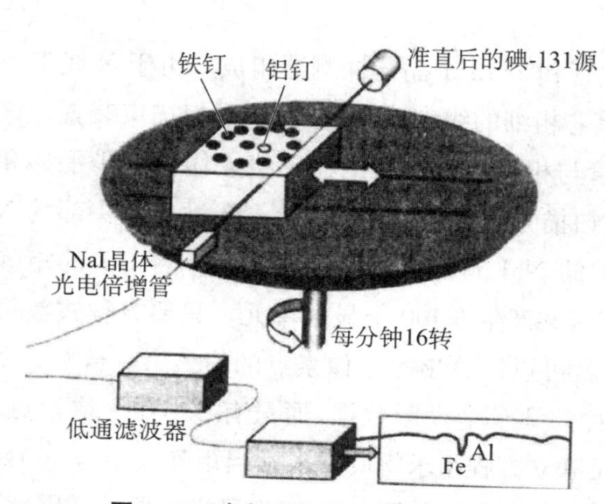

图 1-1 奥顿道夫的旋转平移实验

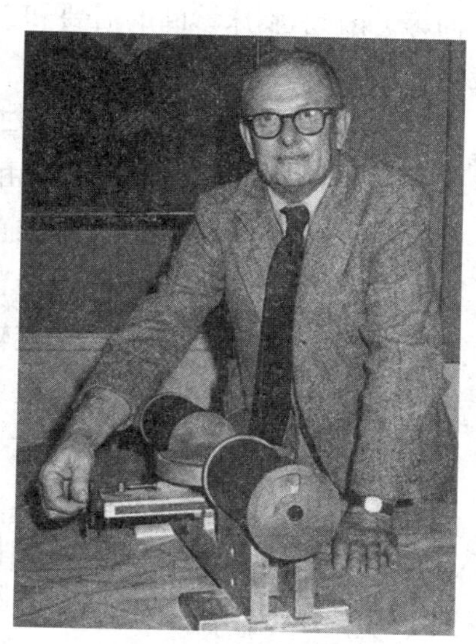

图 1-2 考马克的物体吸收系数实验

对 CT 的研究可追溯到 1967 年,当时 CT 的发明人豪斯菲尔德(Godfrey N. Hounsfield)在英国 EMI 公司实验研究中心从事计算机重建技术研究。在研究模型识别技术时他意识到,如果 X 线从各个方向通过一个物体,并且对所有这些衰减的 X 线进行测量,那么就有可能得到这个物体内部的信息,并且该信息能够以图像的形式提供给放射诊断医师。在图像重建过程中,豪斯菲尔德发现透过被扫描物体的 X 线束各个方向能构成数学上的联立方程式。经多次实验后,他采用了一个合适的数学模型使方程式程序化,重建出第一幅完整的图像。1967 年,豪斯菲尔德制成了第一台可用于临床的 CT 机。

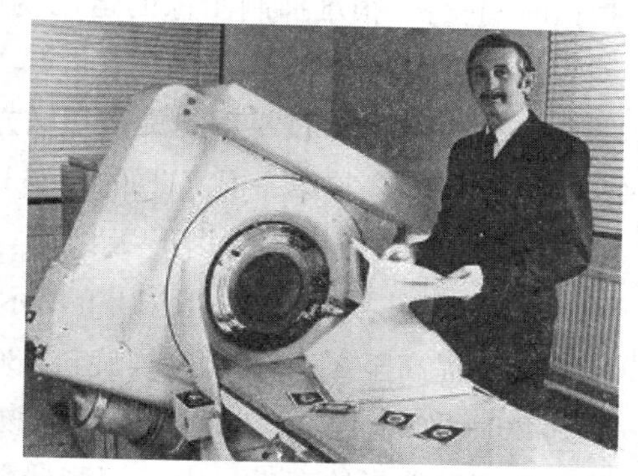

图 1-3 CT 的发明人豪斯菲尔德和世界上第一台 CT 原型机

1971 年 9 月,第一台头部 CT 机安装在英国伦敦的 Atkinson Morley 医院,并于 1972 年在该医院拍摄了第一张临床 CT 图像。豪斯菲尔德于 1972 年 4 月在英国放射学会宣布了 CT 的诞生(图 1-3)。CT 令人信服地证明,它是检查囊性额叶肿瘤的有效方法。CT自发明后立即受到医学界的热烈欢迎，震惊了整个医学界。1974年，美国George Town医学中心的工程师Ledley设计出全身CT。1979年，鉴于豪斯菲尔德和考马克在CT发明中的卓越贡献，他们被授予诺贝尔生理学或医学奖。

二、CT的发展

自1972年第一台头颅CT问世以来，CT先后经历了5代构造性能的发展和改变。如此迅速发展的主要目的是为了缩短扫描时间、改善图像质量、降低制造费用、设计友好的用户界面等。因此，临床诊断的需要和工艺技术上的不断创新促使CT性能和应用得到快速的发展。

（一）第一代CT（平移+旋转扫描方式）

这类CT多属于头部专用机，由一个X线管和2～3个晶体探测器组成。由于X线束被准直成像铅笔芯粗细的线束，故又称为笔形扫描束装置。该装置中X线管与相对静止的探测器环绕人体做同步平移和旋转运动，其扫描方式如图1-4所示。穿过人体头部的X线束被另一端的NaI晶体探测器接收。第一台CT的矩阵大小为80×80，共产生6 400个显示单元。只要方程式数目大于像素数，就可以计算出每个像素点的值。第一台CT在扫描中共产生43 200个投影数据，而只有6 400个像素点，显然可以满足联立方程组求解的要求。当矩阵大小为160×160时，像素点为25 600，小于43 200，也可满足要求。因此，在第一代商品化CT中，用160×160的矩阵替代了80×80的矩阵。

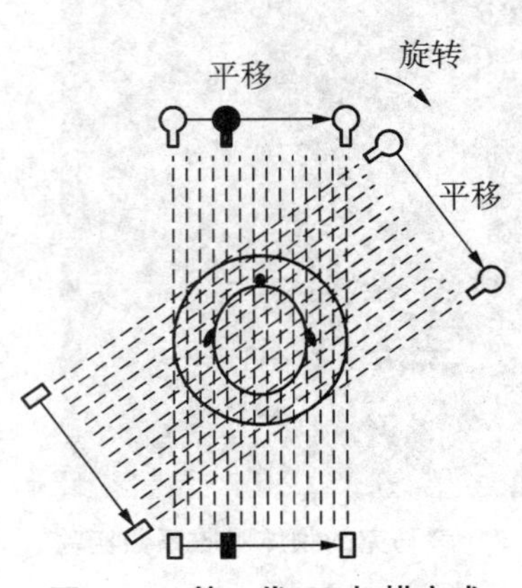

图1-4　第一代CT扫描方式

第一代CT的X线利用率很低，扫描时间长，通常需要3～5 min，重建一幅图像的时间约为5 min，所以在做CT检查时，计算机重建一幅图像的同时收集下一幅图像的数据。如果患者需要扫描6个层面，则需要约35 min。第一代CT基本能够满足人体头部的扫描。由于扫描时间较长，很难抑制图像的运动伪影，尤其是在腹部扫描时，运动伪影极其严重。为了缩短扫描时间，于是产生了第二代CT。

（二）第二代CT（平移+旋转扫描方式）

第二代CT与第一代CT的明显区别在于将第一代CT单一笔形X线束改为扇形X线束，探测器数目也增加到3～30个，其扫描方式如图1-5所示。每次扫描后的旋转角由1°提高至3°～30°。这样旋转180°时，扫描时间就缩短到20～90 s。但这个时间对于扫描腹部器官来说仍然不能避免运动伪影的产生。由于探测器数目增加，连续扇形X线束替代了笔形X线束。

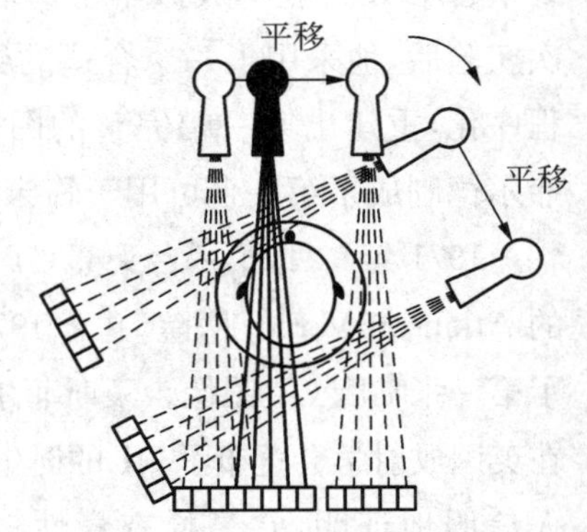

图1-5　第二代CT扫描方式

（三）第三代 CT(旋转＋旋转扫描方式)

第一代和第二代 CT 都是采用平移＋旋转扫描方式，这种运动方式限制了扫描速度的进一步提高。为了减少运动时间而取消平移运动，使得 X 线管和探测器作为整体只围绕患者做旋转运动，从而进一步缩短扫描时间。1975 年，美国通用公司首先推出的 CT，称为第三代 CT。第三代 CT 有较宽的扇形角(30°～45°)，可以覆盖整个被扫描物体的断层面，探测器的数目也相应增加。扫描时间在初期就已经缩短到 20 s，使得在一次屏气时间内扫描一幅完整图像的目标得以实现。

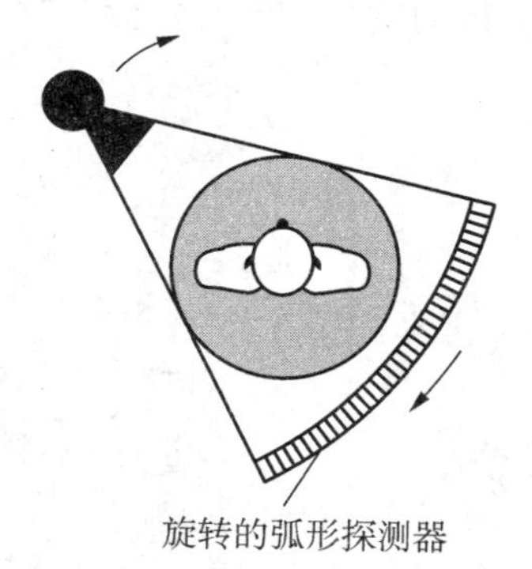

图 1－6 第三代 CT 扫描方式

第三代 CT 对技术性能要求较高，在成本和图像质量方面具有较大的优势。它能将扫描时间控制在 0.5 s 以内，也是目前临床上应用最为广泛的一种 CT，其扫描方式如图 1－6 所示。

（四）第四代 CT(旋转＋静止扫描方式)

第四代 CT 用 600 个探测器排成圆周，其扫描方式如图 1－7所示，探测器保持静止而 X 线管旋转。扇形线束角度也较大，单幅数据获取时间缩短。第四代 CT 的缺点是对散射线极其敏感。为此，在每个探测器旁加一小块翼片做准直器，但这样不仅浪费了空间，还增加了患者的辐射。第四代 CT 探测器数量最多可达 72 000 个，增加了设备成本，而且这么多的探测器在扫描过程中并没有被充分利用。因此，第四代 CT 与第三代 CT 相比并没有明显优势。

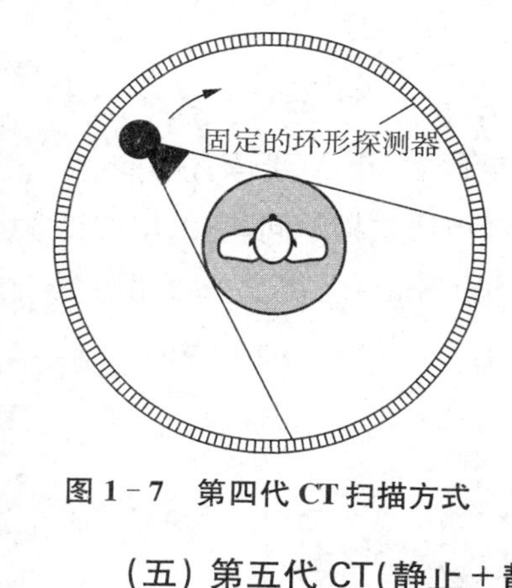

图 1－7 第四代 CT 扫描方式

（五）第五代 CT(静止＋静止扫描方式)

1972～1976 年，CT 有了突飞猛进的发展，先后经历了 4 代 CT。可是人们仍致力于 CT 设备的改进，出现了第五代 CT。

1. 电子束 CT(electron beam CT) 1977 年提出了电子束 CT 的设想，其目的是为心脏检查提供极短的扫描时间。为了达到此目的，人们取消了扫描过程中存在的机械运动，这点可称为是革命性的进步。第五代 CT(电子束 CT)在扫描时间上有了极大的改善，扫描时间缩短至毫秒级，可以用于心脏扫描。目前，全世界生产第五代 CT 的厂家只有美国 Imatron 公司(已被通用公司收购)。

第五代 CT 的 X 线管与前 4 代有着本质的区别。早期的电子束 CT 的 X 线管是一个大型特制的扫描电子束 X 线管，探测器有 864 个。这 864 个探测器被安装在两个固定环内，每个环分别包含 432 个探测器。由电子枪发射电子束，经聚焦后由偏转线圈控制，使电子束旋转，并轰击 4 个平行的钨靶环，从而获得旋转的 X 线源，并采用双列探测器阵列来收集扫描数据。由于有 4 个钨靶环，一次可进行 4 层扫描，扫描一层可获得 8 幅图像，其扫描方式如图 1－8 所示。216°的局部扫描可在 50～100 ms 内完成，而且能够在没有任何延时的情况下反复扫描，对心脏、冠状动脉及心血管的研究有特殊作用。由于时间分辨力高，所以具备减少运动伪影、增加对比剂的利用率和动态研究等特点。

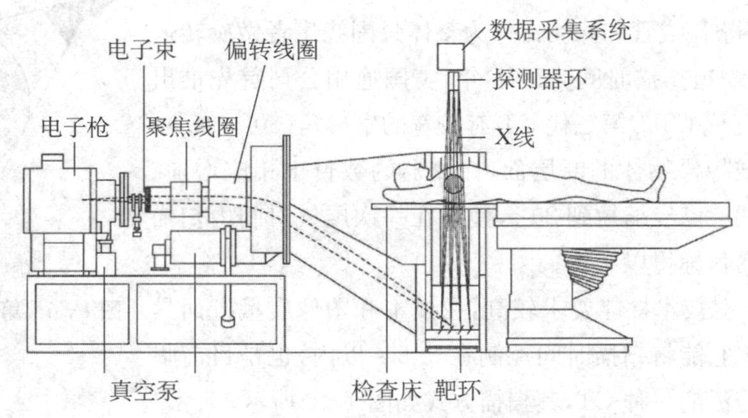

图1-8 电子束CT扫描方式

2. 动态空间再现CT(dynamic spatial reconstructor CT) 第五代CT的另一种形式是动态空间再现CT，它利用普通CT技术实现了快速容积扫描。采用28个X线球管和28个荧光屏围绕着患者连续旋转，其扫描方式如图1-9所示。与连续单层扫描不同，它采用的锥形束在一圈旋转扫描中就能覆盖整个容积。美国梅奥诊所(Mayo Clinic)安装了一台缩小版本的动态空间再现CT，仅使用14个球管，用于动物生理学实验，可以同时采集240层0.9 mm厚的层面，总扫描时间只有1 s。

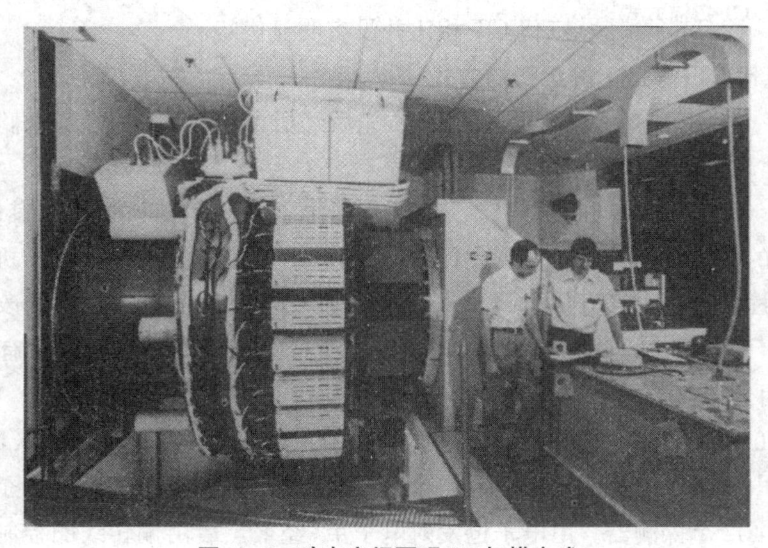

图1-9 动态空间再现CT扫描方式

由于需要大量的投入以及面临众多的技术难题，并且其图像质量与标准CT相比根本不能令人满意，动态空间再现CT技术没能继续研究下去。然而，尽管并未完全实现预先的计划，但它还是为将来的CT发展制订了一个目标，即在较短的时间内对较薄的层面进行较大的容积扫描，也就是进行动态容积扫描得到近似于各向同性的空间分辨力。

第三节　CT的特点和发展趋势

CT作为一种技术手段，既有坚实的数学和物理理论作基石，又受发展迅猛的计算机、微电子、信息处理等尖端技术的不断推进，在工业、农业、环保、地质勘探、安全防护等方面得到了广泛的应用，但最主要的用途还是在医学影像领域中对疾病进行诊断。在医学影像学检查中，多排螺旋CT使得CT的适用范围扩展到几乎可以检查人体的任何一个部位，并得到了广泛的认可。

一、CT的特点

CT得到如此快速的发展，是因为它具有良好的成像性能。与常规的影像学检查手段相比，CT技术的特点如下。

（一）CT的优点

1. *真正的断面图像*　CT通过准直系统的准直，可得到不受层面上下组织结构干扰的横断面图像。与常规X线体层摄影相比较，CT定位精确，且能得到高分辨力的数字图像。另外，CT扫描得到的横断面图像可通过计算机处理进行图像重建，依据诊断的需要获得任意方位的断面图像（如冠状面、矢状面及斜面），同时重建图像的层厚也可按要求设置。

2. *密度分辨力高*　在常规影像学诊断设备中，CT的密度分辨力最高。一般CT能分辨出0.1%～0.5%的X线衰减系数的差异，比常规X线检查高10～20倍。其原因是：①CT的X线束透过物体到达探测器经过严格的准直，散射少；②CT采用了高灵敏度、高效率的探测器；③CT利用计算机软件控制图像的灰阶，可根据诊断需要随意调节以适合人眼视觉的观察范围，扩大影像诊断范围。

3. *可做定量分析*　CT能够准确地测量各组织的X线吸收衰减值，空间分辨力好，通过各种计算，可做定量分析。利用CT自带软件提供的标尺和距离测量等工具，CT还可用于人体多个部位的穿刺活检，其准确性也优于常规X线透视下的定位穿刺。CT还有助于放射治疗计划的制订和治疗效果的评价。利用病变组织的X线吸收衰减值和计算软件，能将放射线集中至病变部位并使靶区剂量达到一致，避免周围正常组织受到照射。根据人体组织X线衰减系数的不同，利用CT值对老年骨质疏松症患者进行X线衰减计算，测量人体内某一部位的骨矿含量。通过对心脏冠状动脉钙化的测量，有助于冠心病的诊断。

（二）CT的缺点

CT虽然极大改善了诊断图像的密度分辨力，但由于受各种因素的影响，也存在以下的局限性和不足之处。

1. 空间分辨力低　CT的空间分辨力仍未超过常规的X线机。目前，中档CT的空间分辨力为7～10 LP/cm，高档CT的空间分辨力为15～20 LP/cm，但低于常规X线机。常规X线增感屏摄影的分辨力可达7～10 LP/cm，无屏单面药膜摄影的空间分辨力更可高达30 LP/cm以上，为所有影像设备中最高。

2. 部分检查受限　CT虽然有很广的应用范围，但并不是所有脏器都可以用CT做检查。空腔性脏器，如胃肠道的CT扫描，就不如常规X线检查，更不如内镜。由螺旋CT扫描发展而来的CT血管造影(computed tomography angiography, CTA)，单就图像质量来说仍不及常规的血管造影。

3. 定位、定性诊断有误差　CT的定位、定性诊断只能相对而言，其准确性受各种因素的影响。在定位方面，CT对于体积较小的病灶，有时容易漏诊；在定性方面，也常受病变的部位、大小、性质、病程长短、患者体型和配合检查等诸多因素的影响。

4. 结构成像　CT图像基本上只反映了解剖学方面的情况，是形态学影像，几乎没有脏器功能和生理生化方面的信息。当体内的某些病灶与周围正常组织接近或病理变化不大时，CT检查难以发现。

5. 有辐射损伤　CT是以X线作为信息载体，在扫描中会产生大量的电离辐射，仍然对人体产生伤害。

二、CT的发展趋势

螺旋CT于1989年投入临床应用以来，逐步替代了以前的断层CT。目前多层螺旋CT成为CT的主要产品，它的出现使得CT在扫描速度、图像质量、扫描范围、适用器官等方面取得了新的突破，是CT技术进入新阶段的标志。目前扫描速度可缩短至0.33 s，并且CT心血管成像能与数字减影血管造影(digital subtraction angiography, DSA)相媲美，并极大降低了常规CT心血管成像假阳性的概率，在心脏功能评价与双能量成像方面有了重大提高(表1-1)。

表1-1　多层CT发展简史

年份	大事记	年份	大事记
1994	2层螺旋CT	2004	64层螺旋CT
1998	4层螺旋CT	2007	256层螺旋CT
2000	8层螺旋CT	2008	320层螺旋CT
2001	16层螺旋CT		

早在2001年，北美放射学会(RSNA)第八十七届年会上，与会各国专家就对CT产品提出了“扫描层数更多，扫描时间更短”的口号。要求CT向更低的射线剂量、更快的采集和重建速度、更便捷和多样的重建处理、更好的图像质量、更短的患者等候时间以及更人性化的设计方面发展。总之，CT的发展将围绕以下几个方面。

（一）更低的射线剂量

多层螺旋CT的引入及其技术的进步给CT注入了新的活力，使得CT的应用范围进一步扩展，重要性继续增加。目前在医疗检查中，平均每个患者所承受的辐射剂量，CT所占的比重毫无疑问在成比例增长。尽管CT检查仅占所有放射检查的3%～5%，但在一些国家其辐射剂量要占总剂量的1/3以上。因此，全球各主要CT制造商均把更低的射线剂量作为CT的研究目标，并通过各种方法及措施来降低剂量。例如：限制扫描容积，增加辐射光谱的预过滤；调整扫描参数，衰减依赖性管电流调制；采用螺距>1的螺旋扫描，对连续CT和螺旋CT扫描采用自动曝光控制；适当选择图像重建参数、低噪声图像重建法等。

（二）更快的采集和重建速度

纵观CT的发展进程，CT扫描性能改进最大的是其数据采集速度和图像重建速度。采集速度快，则原始采集数据受位移干扰少；重建速度快，则能实现实时成像，缩短整个扫描周期。早期CT的X线管供电要通过高压电缆和发生器相连，必须做圆周往复运动。这种运动方式直接限制了扫描速度的提高。20世纪80年代后期，各大生产厂家相继采用滑环技术和螺旋扫描技术对患者进行诊断，通过电刷和滑环接触，使得CT设备架的静止部分和旋转部分得以保持信号传输和馈电的畅通。这样就取消了电缆，从而实现单向连续旋转，再加上扫描床同步推进就形成一螺旋扫描轨迹，大大提高了扫描速度。更快的采集和重建速度有着重大意义：①可以减少运动伪影，提高图像质量；②提高机器使用率；③充分发挥对比剂的作用，减少对比剂用量；④拓宽了CT的使用范围。

（三）更便捷和多样的重建处理

CT具有一次采集、多样重建处理的功能。它具有如下特点：①CT在信息采集速度、采集量及成像质量方面均有独特的优越性，能采集形态学或功能方面的动态信息；②图像处理技术可提供与人体解剖学近似的脏器动态影像，使信息更为直观和清晰；③一次采集所得的信息可以进行重复及多样化的重建和处理，使信息的利用率得以大幅度提升。

（四）更好的图像质量

CT图像是医师诊断的最直接依据，是CT质量的关键。随着CT硬件技术和软件技术的改进，CT图像质量已有明显提高。目前，多数CT的低对比度分辨力已高于0.2%。增强算法下的高对比度分辨力高于21 LP/cm。图像重建矩阵的增大也提高了高对比度分辨力。高档CT的重建矩阵可达1 024×1 024。采用快速高效稀土陶瓷探测器（UFC）的多层螺旋CT扫描使得图像的各向同性成为可能。

（五）良好的交互系统

目前，很多CT采用通用的操作系统和医疗软件包，通过使用方便的用户界面适用于多种多样的医疗设备和器械。软件设计成可扩充式，以满足未来的需要；在硬件方面，工作站的配置加强了系统的功能，提高了数据处理速度；借助通信标准格式DICOM 3.0，CT可融入医学影像存档与通信系统（picture archiving and communication systems, PACS）和医院信息系统（hospital information system, HIS），使患者得到系统的全程服务；另外患者体位固定附件的齐备、辅助器的完善，可实现更短的扫描时间；紧凑简洁的机器结构，略带弧线的优美造型，柔和宜人的色彩，可满足患者的心理需要，确保CT检查的效果。

第四节 CT临床应用技术

CT诞生至今，螺旋CT、双源CT等新技术的出现，使得CT技术的发展达到了一个新的高度。从开始的头部扫描到后来的全身扫描，CT在临床应用中发挥了重大作用，也被公认为医学影像检查中不可缺少的设备。

一、CT血管造影

CT血管造影(CT angiography, CTA)是将血管造影与CT快速扫描相结合的一种技术，是一种通过静脉快速注入对比剂后，应用计算机三维重建而显示血管结构的影像技术。螺旋CT的出现和发展使CT的三维采集和三维显示成为现实，开拓了CTA的新领域。重建的CT三维立体血管图像可以旋转，从不同角度、不同方向、不同层面来观测，避免了结构重叠。它既可以单独显示血管结构，也可以加上骨结构标志显示，还能做血管仿真内镜检查，从血管内观察钙化斑块形态。CTA是一种无创伤临床评价血管疾病的方法，它不仅能展现动脉管腔的真实情况，而且能反映管壁和动脉硬化斑块的解剖细节，如大小、成分、易损程度等。CTA具有较高的信噪比(signal to noise ratio, SNR)。目前CTA多用于颅脑及腹部血管，如评价颅内动脉瘤，估计颅内血管与肿瘤的关系，也可用于腹腔动脉、肾动脉狭窄的检查及肢体的大范围血管显示，特别是末梢细微血管的显示，是对血管病变进行早期发现和诊断的有力手段。目前，CTA的临床应用日益广泛。

二、三维图像重建

螺旋CT技术开创了一个以容积扫描为基础的医学影像领域。连续或重叠扫描所得的近乎各向同性的薄层数据可借助图像重建技术获得近乎完美的三维立体图像。CT三维图像能为医师提供比传统二维图像更丰富的形态学信息，从而在疾病诊断、病灶大小测量、放射治疗计划制订和外科手术方案拟订等方面提供帮助。表面遮盖显示(surface shaded display, SSD)是将预设的CT阈值区域内的相邻像素连接而重新组成图像，图像表面有明暗之分，阈值以外的像素不能重建而无法显示。优点是重建图像表面立体感强，解剖关系清晰；缺点是容积资料丢失较多，细节显示不够。它会产生一个非常逼真的三维效果图，供医师参考。容积再现(volume rendering, VR)是使假定的投射线从给定的角度穿过扫描容积，对容积内的像素信息综合显示。需结合深度技术、表面遮盖显示技术、旋转技术及适当的信号强度切割技术共同进行。可赋予影像不同的伪彩色和透明度，给人以近似真实的三维结构的感受。该方式在重建中丢失的数据量少，可更佳地显示解剖结构的空间关系，突出显示血管与周围组织之间的关系；也可显示血管三维立体结构，对管腔内病变更加敏感。目前在心脏与冠脉成像中应用较多。

三、CT 仿真内镜

CT 仿真内镜(CT virtual endoscopy, CTVE)实质是一种三维图像处理技术。利用计算机将螺旋 CT 容积扫描获得的图像进行后处理，重建空腔内表面的立体图像，再用电影功能依次回放，从而获得仿真内镜效果。能获得喉、支气管树、结肠、鼻窦，甚至主动脉腔内膜、脑池、胃肠的仿真内镜图像，显示肠壁、支气管壁等管腔内病变的形态；还能像内镜或外科手术显微镜那样，在运动时从不同方向在远端观察组织结构，获取诊断疾病的信息。因此，CT 仿真内镜提供了一种无创伤性的诊断方法，与电子内镜互为补充。

四、CT 灌注成像

CT 灌注成像(CT perfusion imaging, CTP)主要是在静脉注射对比剂的同时，对选定层面行 CT 动态扫描，利用对比剂在该层面组织器官内的时间密度曲线来计算不同的灌注参数，以此评价组织器官的灌注状态，对病变的良性和恶性鉴别有较大的帮助。常用的灌注参数有血流量(blood velocity, Bv)、血容量(blood volume, BV)、平均通过时间(mean transmit time, MTT)、表面渗透性(permeability surface, PS)等。在脑、肝、肺、胰、肾等脏器得到广泛应用。CT 灌注成像技术由于其高时间和空间分辨力、无创性、简单易普及等优点而成为研究组织器官血流动力学最方便有效和实用的工具之一。

五、CT 立体定向放疗技术

放射治疗中的立体定向也是 CT 一个极重要的应用领域。多层螺旋 CT 和三维图像重建技术的兴起与临床应用，推动了立体定向技术的成熟与发展。CT 以其清楚的扫描可视性图像，能将组织内占位性病变的轮廓勾画出来，并显示它们与周围组织的解剖关系。特别是将 CT 引导与立体定位结合为一体，使立体定向靶点误差能达到±1～1.5 mm。这就使 CT 能准确定位原发肿瘤的位置，检测局部转移瘤和淋巴瘤，模拟照射角度，监测放射治疗的效果，确认肿瘤对放射治疗的敏感性。操作人员可用图形输入装置在 CT 影像上圈定肿瘤轮廓，或以 CT 值为基础设定密度，以标准方法作为射线束定位，用计算机计算深部剂量，或单独计算等剂量曲线；还可实施横断面外的计算，使等剂量曲线呈现在冠状面和矢状面，从而实现等剂量曲线的三维显示。因此，在临床上可以用 CT 引导的立体定向技术结合 X 刀、γ 刀等放射治疗设备对肿瘤进行治疗，并且大大减轻术后致残率。

六、双源 CT

双源 CT(dual source CT, DSCT)是一种通过两套 X 线球管系统和两套探测器系统同时采集人体图像的 CT 装置。两套 X 线的发生装置和两套探测器系统呈一定角度安装在同一平面，进行同步扫描。两套X线球管既可发射同样电压的射线，也可发射不同电压的射线，从而实现数据的整合或分离。不同的两组数据对同一器官组织的分辨能力是不一样的，通过两组不同能量的数据从而分离普通CT所不能分离或显示的组织结构，即能量成像。通常使用最低电压(80 kV)和最高电压(140 kV)达到最大能量分离，以最大限度地区分不同的物质，从而快速获得同一部位的组织结构形态，突破普通CT的速度极限。主要用于心血管检查、肺结节辅助检测、体部灌注成像和结肠仿真内镜等。

以西门子公司的双源CT为例，它抛开了传统的技术理念，在成熟的64排CT技术和零兆金属球管的基础上，在机架内整合了两套64层图像数据采集系统，使得整个机架在完成90°旋转后即可获得一幅优质影像。机架旋转1周为0.33 s，但只需完成90°旋转后即可完成图像采集，所以其时间分辨力达到了83 ms，极大提升了图像质量，提高了诊断正确率。

七、CT的其他应用

其他一些新技术也在CT临床上得到广泛应用。例如：能够提供定量测量结果的定量CT(quantitative computed tomography, QCT)，能够使用自动评价软件对骨密度、肺密度、冠状动脉钙含量等进行测量。另有一些厂商自行开发了众多的诊断和检查软件，如肺结节评估软件、肠普查软件、口腔整形软件等。

CT空间分辨率高，图像清晰，这使它作为引导工具在介入诊断和治疗中被广泛使用。为了对组织中病灶进行穿刺活检，首先将CT确定的穿刺角度参数输送到CT系统，然后系统的机械臂会射出相应角度的激光束作为引导，沿着激光束穿刺针部分进针，并始终与激光束保持一致，经过CT扫描证实后，即可将穿刺针送达指定的治疗靶区，保证穿刺的成功率。

多层螺旋CT的心脏功能性检查方法(心肌灌注与心肌应力性灌注、心肌血流贮备测定等)不断发展。心肌灌注的检测水平已经接近心肌的MRI灌注成像，可进行自动批量的多相位重组、4D资料的2D浏览、自动轮廓描记、电影显示、容量/射血分数显示、室壁运动与厚度显示等功能。自此，CT心血管成像能够与DSA相媲美，极大降低了常规CT心血管成像假阳性的概率。

(姚旭峰　范一峰)

思考题

1. 各代CT的优点和缺点。
2. CT的临床应用技术有哪些？
3. CT的发展趋势。

第二章 CT成像基础

第一节 X线与物质的相互作用

X线与物质相互作用的主要过程有光电效应(photoelectric effect)、康普顿效应(Compton effect)和电子对效应(electric pair effect);其他次要作用过程有相干散射(coherent scattering)、光核反应(photonuclear reaction)。

一、光电效应

入射X光子与物质原子的内层轨道电子发生相互作用,将全部能量传递给这个电子,X光子消失,获得能量的电子挣脱原子束缚成为自由电子,称为光电子;原子的内层电子轨道出现一个空位而处于激发态,外层电子向下跃迁填补该空位使原子回到基态,同时发射特征X线,如果特征X线的光子能量刚好被外层电子全部吸收,电子摆脱原子核束缚而成为俄歇电子,这个过程称为光电效应(图2-1)。

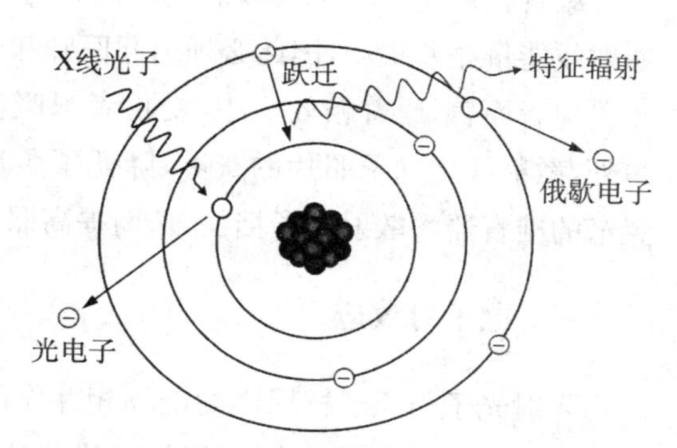

图2-1 光电效应示意图

光电效应受原子序数和光子能量的影响。具体说来,原子序数越大,光电效应发生的概率迅速增加,与原子序数的三次方成正比;光子能量增加,光电效应发生的概率迅速下降,与光子能量的三次方成反比。另外,光电效应还收到原子边界吸收限(edge absorption effect)的影响。例如铅,在14 KeV和88 KeV处,光电效应发生的概率突然增加。14 KeV和88 KeV分别对应铅的L壳层和K壳层的结合能,这说明当入射X线的光子能量刚好等于壳层电子结合能时,该壳层的电子更容易发生光电效应,这种现象称为边界吸收限。

在诊断放射学中，光电效应有利有弊。有利的一面，能产生质量较好的图像，原因是不产生散射线，大大减少了照片的灰雾；可增加人体不同组织与对比剂对射线的吸收差别，产生高对比度的照片，提高诊断的准确性。不利的一面，光电效应中，射线能量全部被人体吸收，增加了受检者的剂量。从这个角度考虑，应该减少光电效应的发生，可以根据光电效应发生概率与射线光子能量三次方的反比关系，选用较高管电压，提高入射X线光子能量来减少光电效应。

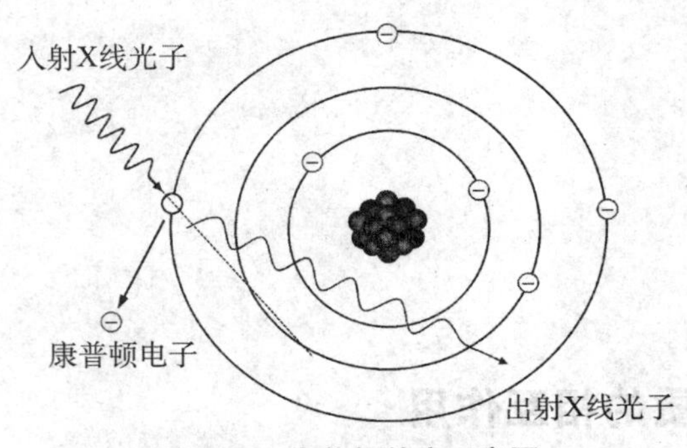

图2-2 康普顿效应示意图

二、康普顿效应

X线光子与物质原子的外层轨道电子发生相互作用，X线光子损失一部分能量，并改变运动方向，电子获得能量而脱离原子，这个过程称为康普顿效应(图2-2)。

在康普顿效应过程中，入射X线光子的一部分能量用于克服壳层电子的结合能，这意味着入射光子的能量必须大于壳层电子的结合能。康普顿效应发生的概率与入射X线光子的能量有关，准确地讲，X线能量较低时，康普顿效应的概率与入射X线光子的能量成正比，光子能量越高，概率越高；对于中能以上的X线，康普顿效应的概率与光子能量成反比。另外，康普顿效应发生的概率与原子序数无关，与光电效应形成对比。

康普顿效应所产生的散射线可以较为均匀地分布在整个空间中，并且散射线的能量与原射线能量相差很小，因此必须引起医师和医技人员的注意，采取必要的辐射防护措施。对于受检者而言，康普顿效应中，受检者只吸收了部分X线的能量，这与光电效应明显不同。另外，散射线增加了照片的灰雾，降低了照片的对比度。为此，需要在患者和探测器之间放置窄的准直器将散射光子挡住，从而提高照片的质量。

三、电子对效应

入射光子与原子核周围的电场相互作用时，一个光子的全部能量会转变为具有静止质量的一个负电子和一个正电子，这一现象称为电子对效应(图2-3)。

一个电子的静止质量相当于0.511 MeV，故电子对效应中的电子总动能为：

$$E_{ke} = h\nu - 1.022\ \text{MeV} \qquad 式(2-1)$$

式中，h 为普朗克常数，ν 为X光子的频率。

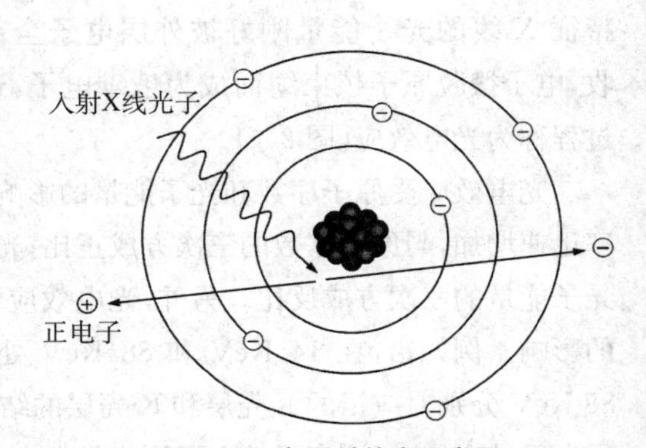

图2-3 电子对效应示意图

可见，能产生电子对效应的光子能量 $h\nu$ 必须大于 1.022 MeV。

因正电子与负电子的静止质量相等，电荷量相等，只是电性相反。一般情况下，它们各自得到总动能 E_{ke} 的一半。当它们通过物质时，会通过电离或激发逐渐丧失其动能。在正电子动能完全丧失时，会与物质中的自由电子复合，两电子消失，而产生方向相反，能量各为 0.511 MeV的两个光子称为电子对的湮灭辐射或湮灭效应。

电子对效应发生的概率与原子序数成正比，原子序数越高，电子对效应概率越高；另外，随入射光子能量的增加，电子对发生的概率也增大。

四、其他效应

相干散射又称为经典散射和瑞利散射，入射光子与束缚较牢固的内层轨道电子发生弹性散射，一个束缚电子吸收入射光子能量而跃迁到高能级，随即又回到原能级，并放出一个能量约等于入射光子能量但运动方向发生改变的散射光子。相干散射发生的概率与原子序数成正比，并与光子能量的二次方成反比。

光核反应就是光子与原子核作用而发生的核反应，光子从原子核中击出数量不等的中子、质子和 γ 光子的作用过程。对不同物质只有光子能量大于该物质发生核反应的阈值时，光核反应才会发生，在诊断 X 线能量范围内是不会发生的。

五、各种效应发生的概率

通常光子能量为 0.01～10 MeV，光子与物质相互作用的 4 种形式都存在。但只有在 4.0～10 MeV 时，电子对效应才占优势。诊断 X 线的能量范围多为 20～100 KeV。对于运行在 120～140 KV 的 CT 扫描机而言，其有效能量通常为 70～80 KeV，这时 X 线与物质的 3 种作用中光电效应和康普顿效应起主导作用，电子对效应基本不发生；而相干散射在整个诊断 X 线的能量范围内都产生，不过所占比例很小。

在诊断中，3 种基本作用出现的相对概率随物质的原子序数和光子能量不同而有很大差别。图 2-4 分别显示水、致密骨和碘化钠中 3 种基本作用发生的相对概率。在水中，对低能

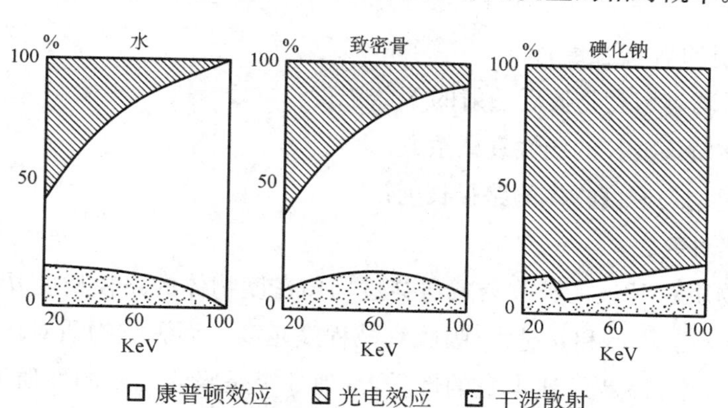

图 2-4　在诊断 X 线中各种基本作用发生的相对概率

X线，光电效应占主导地位；对高能X线，则康普顿效应是主要的；干涉散射比重比较小。软组织对X线的吸收与水很相似。在致密骨中，低能X线时，光电效应的比重很大；较高能量时，康普顿效应是主要的；干涉散射仍占很小比重。在碘化钠中，由于原子序数比较高，无论光子能量如何变化，都是光电效应占绝对优势，而康普顿效应甚至还不如干涉散射那么重要，后两者所占比重很小。所以在诊断X线中，常采用钡剂和碘剂作为对比剂，以提高光电效应发生概率，增加天然组织的对比度。在空气中，每种作用的相对百分数几乎相同。

第二节 物质对X线的吸收规律

X线在传播过程中的强度减弱，包括距离所致的衰减（扩散衰减）和物质所致的衰减（吸收衰减）两个方面。

若不考虑介质的吸收，均匀介质中的X线点光源在向空间各个方向辐射时，其情况与普通点光源一样，在半径不同的球面上，X线强度的衰减遵守与距的平方成反比的规律。此规律成立的条件是：点光源的球面发射，且在真空中传播。但空气中产生的衰减很少，近似于真空，故在一般X线射影像中，用改变X线管焦点到胶片或探测器的距离来调节X线的强度，此谓扩散衰减。

当X线通过物质时，X线光子与物质中的原子发生光电效应、康普顿效应和电子对效应等，在此过程中由于散射和吸收致使入射方向上的X线强度衰减，此谓吸收衰减。X线强度在物质中的吸收衰减规律是CT成像的物理依据。

一、X线在均匀介质中的吸收衰减

由物理学的吸收定律（朗伯定律）可知，当一单色X线束通过一个密度均匀的小物体时，X线被物质吸收的衰减规律可用下式表达：

$$I = I_o e^{-\mu d} \qquad \text{式(2-2)}$$

式中：I_o：入射的X线强度；

I：穿过均匀密度物体后透射的X线强度；

μ：物质对该波长的线性衰减系数；

d：穿过均匀密度物体的路径长度；

e：自然对数底。

由式可知，物质对X线的吸收衰减与穿过均匀密度物体的路径长度d和物质对该波长的线性衰减系数μ有关，d和μ越大，吸收衰减程度越高。而影响物质对该波长的线性衰减系数μ的因素有4个，一是X线本身的性质，其他3个是吸收物质的性质即物质的密度、原子序数和每千克物质含有的电子数。一般认为，入射X线的能量越高，μ值越低，X线的吸收衰减越少；吸收物质的密度越大、原子序数越高、每千克物质含有的电子数越多，μ 值越高，X 线的吸收衰减也越高。

二、X 线在人体中的吸收衰减

应注意，朗伯定律得出的前提条件是 X 线束通过的物体密度是均匀的。然而，在实际 CT 扫描中，所照射的人体是由多种物质组成的，也即沿着每一射线路径中，不同的物质如骨骼、软组织、空气等的衰减系数是不一样的。我们假设将物体分成为若干等长的小段，每段长度为 d，且 d 足够小，从而设想为每段的密度是均匀的。

如图 2-5 所示：

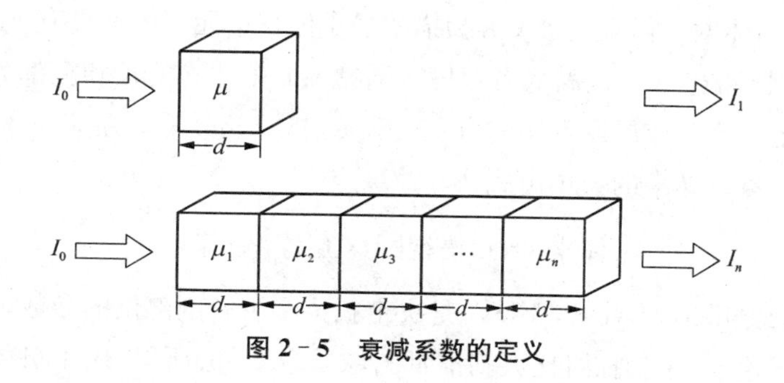

图 2-5　衰减系数的定义

对于第一段，入射 X 线强度为 I_o，出射 X 线强度为 I_1，则

$$I_1 = I_o e^{-\mu_1 d} \quad 式(2-3)$$

对于第二段，入射 X 线强度为 I_1，出射 X 线强度为 I_2，则

$$I_2 = I_1 e^{-\mu_2 d} = I_o e^{-(\mu_1+\mu_2)d} \quad 式(2-4)$$

其中，μ_1：第一小段的衰减系数；

μ_2：第二小段的衰减系数；

I_1：第一小段的出射强度；

I_2：第二小段的出射强度。

以此类推，对于第 n 段有：

$$I_n = I_o e^{-(\mu_1+\mu_2+\cdots+\mu_n)d} \quad 式(2-5)$$

改写式(2-5)为：

$$\mu_1 + \mu_2 + \cdots + \mu_n = \frac{1}{d}\ln\frac{I_o}{I_n} \quad 式(2-6)$$

式(2-6)表明：在 X 线穿过的路径上，如果已知 d、I_o、I_n，则物体的衰减系数总和是可以计算出来的。然而，一个方程是不能解出 n 个未知数的，因此必须作出多方向投影建立多个方程式，才能算出所有的吸收系数来。也就是说，CT 图像的重建过程，就是求每个小单元衰减系数的过程。因而，上述方程是 CT 图像重建的基本方程之一。

第三节 CT的基本概念与成像过程

一、CT的基本概念

(一) 体素

在CT诊断中,被扫描人体的组成是不均匀的,而实际中将人体划分成很多小块,每一小块近似密度均匀,因此可以满足朗伯定律的使用要求。人体划分出的这些密度近似均匀的小立方体,我们称为体素。体素是被CT扫描的最小体积单元。体素具有x、y和z 3个方向的尺度,x、y对应长和宽,z对应高或者厚度。通常CT中体素的长和宽都为亚毫米级别(具体由矩阵大小决定),高度或层厚常用的有10、5、3、2、1 mm等。在这一体积单元中其密度按容积的平均值计算。体素的大小由式(2-7)决定:

$$体素 = 扫描视野 \times 层厚/矩阵 \qquad 式(2-7)$$

其中,扫描视野(field of view, FOV)是决定扫描多少解剖部位的参数,其大小受X线束扇形角的限制。理论上,小扫描野比大扫描野图像质量要好,所以,应尽可能使用小扫描野。但是,无论对什么部位成像,扫描野应该始终大于被检者的周缘,否则将造成被检者扫描图像的缺失。另外,扫描架中心位置图像质量最好,所以在摆位时尽可能将要观察的解剖部位放在扫描架中心位置。

层厚(slice thickness)是扫描时X线准直所对应的肢体断面厚度,是体素在z方向的尺度,是影响图像分辨力的一个重要因素。层厚小,图像纵向空间分辨力好,但探测器接受到的X线光子数减少,噪声增大。层厚大,密度分辨力提高,但空间分辨力下降。所以要协调两者之间的关系以取得最佳效果。扫描层厚需根据被检结构的大小和病变的大小确定。检查内耳、内耳道、眼眶、椎间盘等须采取薄层扫描;观察软组织且范围较大时,选择较大的层厚。病变范围过大时,则采用加大层厚、加大层间距的方法。如果需要图像三维重组,一般需要重建薄层图像,以提高重组图像质量。扫描层厚2.0～10.0 mm,64层螺旋CT、双源CT等的扫描厚度可达亚毫米级0.33 mm。

矩阵与重建后图像质量有关,一般有512×512、1 024×1 024等。图像采样范围的大小或图像显示尺寸的大小一经确定,那么矩阵越大像素越多,则像素也就越细,图像质量就越高。

(二) 像素

CT图像是二维的,构成CT图像的最小单元称为像素。像素的大小与由式(2-8)决定:

$$像素 = 扫描视野/矩阵 \qquad 式(2-8)$$

通过式(2-7)与式(2-8)的对比,像素相对体素缺少了z方向的尺度,即高度或者厚度方向。因此，像素是一个二维概念，而体素是三维概念(图 2-6)。像素是体素在二维 CT 图像上的表现，它的空间位置与体素的位置相对应，它的灰度与体素的密度值相对应。由于被准直的 X 线是有一定厚度的，所以在 CT 中得到的图像实际上反映了人体一个三维体层的情况，一张 CT 图像对应一个人体的三维体层。CT 图像对应三维体层的断面，CT 图像加上厚度反映整个三维体层。这也是体素与像素之间的关系，像素是二维的，而体素是三维的，体素是相应的像素加上厚度。

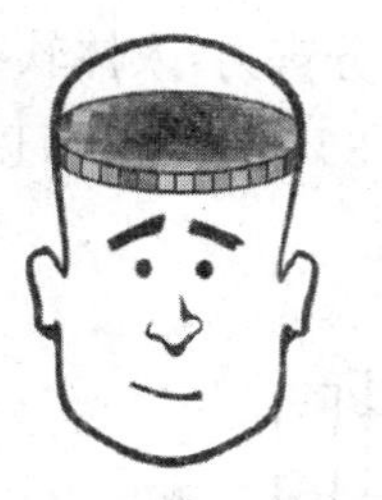
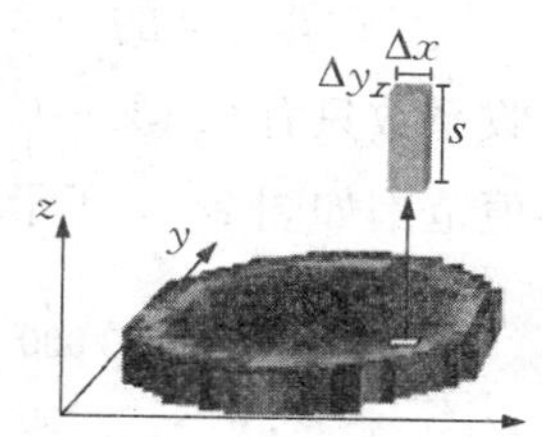

图 2-6 体素与像素的关系

图像清晰度与体素、像素有密切的关系，也就是说，与数据收集系统的原始数据量和所收集到数据的精度，以及图像处理系统的计算机容量有密切的关系。体素、像素越小，图像越清晰。CT 应设法获取更多的原始数据，而原始数据又与采样点数和探测器数目有关，它是根据断层所设置的厚度、矩阵的大小而决定的能被 CT 扫描成像的最小体积单位(体积元)。通常 CT 中体素的长和宽为 0.5～1 mm(由矩阵大小决定)，高度或层厚可分别为 10、5、3、2、1 mm 等。在某一体积单元中，密度按整个单元容积的平均值计算。

如果人体的一个三维体层被分割成 $n\times m$ 个体素，则在其对应的 CT 图像中就有 $n\times m$ 个像素。每个体素被认为是均匀的，吸收系数相同，则 CT 图像中存在 $n\times m$ 的未知吸收系数。根据上述吸收系数方程，要求解 $n\times m$ 的未知吸收系数，需要列出 $n\times m$ 个独立的一次方程。除联立方程外，还有许多计算方法可以求出各体素的吸收系数。当各体素的吸收系数求出后，利用这些数据即可建立体层图像。一般将计算出各体素吸收系数的过程称为图像重建。一副好的图像至少由几十万到上百万个像素(对应体素)组成，求解的计算量巨大。当然，如此巨大的计算量都是由计算机完成的。

(三) CT 值

CT 中用吸收系数的数值来计算、存储非常繁琐，Housfield 便定义了一个新概念 CT 值，作为表达组织密度的统一单位。CT 值的定义是：

规定将受测物质的衰减系数 μ_m 与水的衰减系数 $\mu_水$ 作为比值计算，计算公式如下：

$$\text{CT 值} = \frac{\mu_m - \mu_水}{\mu_水} \times 1\,000 \qquad 式(2-9)$$

CT 值现多以亨氏单位(HU)来表示。水的 CT 值需要用 $(\mu_水 - \mu_水)/\mu_水 \times 1000$，因此为 0。$\mu_a$ 表示空气的衰减系数，为 0.001 3，约等于 0。将上述值代入式(2-9)可计算出空气的 CT 值：空气的 CT 值 =－1 000。

将人体组织的 CT 值定为 2 000 个分度，上界为骨质的 CT 值，即＋1 000 HU，下界为空气的 CT 值，即－1 000 HU。有些机器为了使 CT 值更为精确，将 CT 值的界限定为 4 000 个分度，上界为＋2 000 HU，下界为－2 000 HU。

CT 具有高的密度分辨力，人体软组织的吸收系数虽大多数近似于水，但 CT 能分辨出吸收系数只有 0.1%～0.5%的差异，所以能形成对比而显影。正常人体不同组织、器官的 CT 值范围如图 2-7 所示。

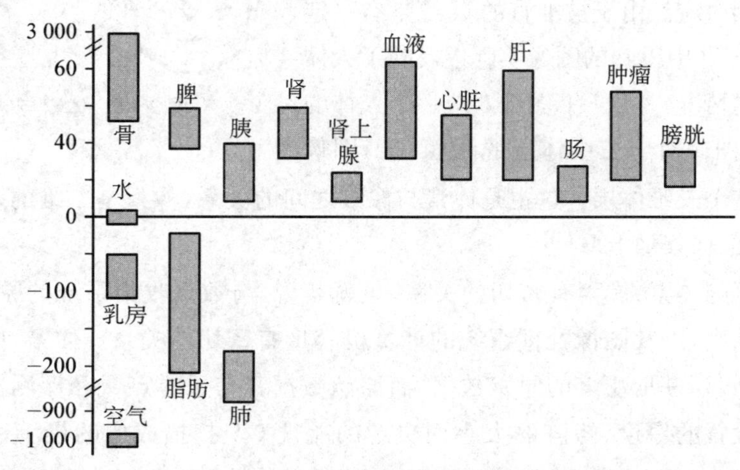

图 2-7　正常人体各组织器官的 CT 值范围

必须指出，CT 值不是绝对不变的数值，受 X 线管电压、CT 装置、室内环境、扫描条件、邻近组织等许多因素的影响。如 X 线管电压不同产生光子能量就不同，而不同能量的光子在组织内的光电吸收与反冲电子吸收比例不同。因此，在组织密度的定量分析时应考虑到种种因素的影响，它不能作为组织定性诊断的绝对依据。

(四) 窗口技术

CT 值界限为－1 024～＋3 071，共 4 096 个灰阶分度，而人眼的分辨力和显示器显示能力有限。对如此大的组织密度灰阶差，须利用窗口技术分段显示。窗口技术是 CT 检查中用以观察不同密度的正常组织或病变的一种显示技术，根据观察脏器的 CT 值范围来调节窗宽和窗位，呈现最佳的显示状态。

窗宽，常用符号 W(width)。窗宽是 CT 图像上所选定 CT 值的显示范围。在此 CT 值范围内的组织和病变均以不同的模拟灰度显示。而 CT 值高于此范围的组织和病变，无论高出程度有多少，均以白影显示；反之，低于此范围的组织结构，均以黑影显示。增大窗宽，则图像所示 CT 值范围加大，显示具有不同密度的组织结构增多，但各结构之间的灰度差别减少。

窗位，常用符号 C 或 L 表示。窗位是窗的中心位置，同样的窗宽，由于窗位不同，其所包括的 CT 值范围也有差异。例如，窗宽同为 100 HU，当窗位为 0 HU 时，其 CT 值范围为－50～＋50 HU；当窗位为＋35 HU 时，则 CT 值范围为－15～＋85 HU。通常，欲观察某一组织结构及发生的病变，应以该组织的 CT 值为窗位。例如，观察脑组织及其病变时，选择脑窗，窗位以＋35 HU 为妥。同理，观察肺用肺窗，纵隔用纵隔窗(图 2-8)。

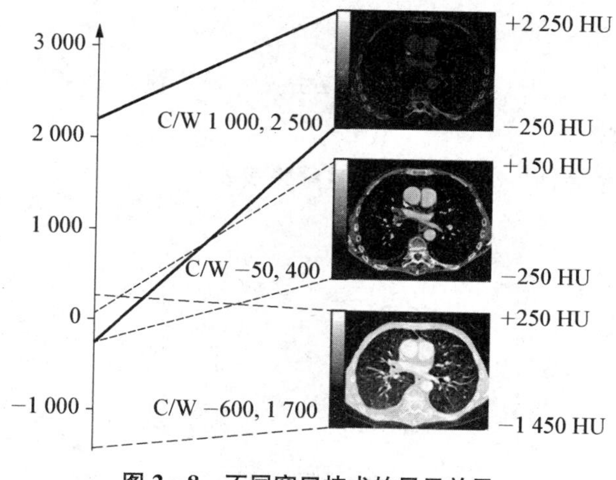

图 2－8 不同窗口技术的显示效果

二、CT 的成像过程

一幅 CT 图像可以看作是一个 CT 值的矩阵。要完成整个矩阵所有 CT 值的求解工作，需要采集足够多的数据来列方程组。数据采集至少需要有能够产生 X 线的 X 线管和测量 X 线强度的探测器。一个角度采集的数据往往不能列出足够多的方程来求解，需要旋转 X 线管和探测器进行 360°扫描，以获取大量数据。因此，整个 CT 工作流程可以划分为以下 3 个阶段。

1. *数据采集阶段* X 线管产生的 X 线穿过人体后被探测器接收，X 线管和探测器围绕人体做 360°旋转扫描采集数据。

2. *图像重建阶段* 采集的数据通过计算机处理计算出各像素的 CT 值，得到一个 CT 值的矩阵。

3. *图像显示阶段* 将 CT 值赋予一定的灰度，CT 值的矩阵就转变为一副黑白的图像。

要完成上述 3 个阶段的工作，需要一个硬件系统来支持。X 线管产生 X 线后，首先经过准直器形成很细的直线射束，用以穿透人体被检测的体层平面。X 线束经人体薄层内器官或组织衰减后射出到达检测器，检测器将含有一定图像信息的 X 线转变为相应的电信号。通过测量电路将电信号放大，再由 A/D 转换器变为数字信号，送给计算机处理系统处理。计算机系统按照设计好的图像重建方法，对数字信号进行一系列的计算和处理，得出人体体层平面上器官或组织密度数值分布情况。计算出的器官或组织密度值先存入计算机行存储器中，然后按电视监视器扫描制式进行编码，以便在屏幕上依据不同器官或组织的密度表示出不同的灰度，显示人体这一体层平面上器官或组织密度的图像。

（李　伟　李占峰）

思考题

1. 在CT检查中，X线与人体产生的效应主要有哪几种？
2. 像素和体素的概念。
3. CT值的计算方法，空气和水的CT值是多少？
4. 简述CT成像的3个阶段。

第三章　CT 扫描成像系统

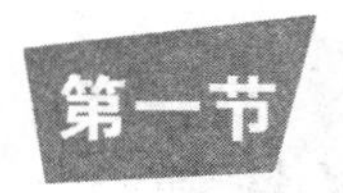

第一节　CT 系统组成

一般情况下，CT 系统主要由扫描机架、扫描床、计算机系统、控制台、电源分配柜等构成，不同型号的 CT 可能组成部分和配置有差别，但构成原理基本相同(图 3－1)。CT 数据采集工作是在 CT 扫描机架和 CT 扫描床的配合运动下完成的。其中，完成数据采集的部件分布在 CT 扫描机架内部，包括 X 线管、滤过器、准直器、探测器、数据采集系统(图 3－2)。另外，在 CT 扫描机架内部还有为 X 线管和探测器 360°旋转提供动力的机械部件。图像重建由 CT 的重建计算机完成。图像显示由系统控制计算机和图像显示系统共同实现。图像重建计算机、系统控制计算机和图像显示系统都属于 CT 的计算机系统。除此之外，还包括软件部分，如系统软件和各种应用软件。控制台可以控制 CT 扫描机架和 CT 扫描床完成各种数据采集的动作。电源分配柜为各部分提供输出分配电力。5 个组成部分相互配合形成一个完整的系统。

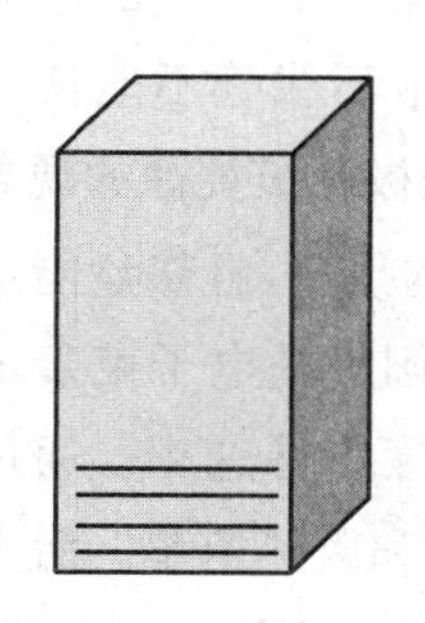
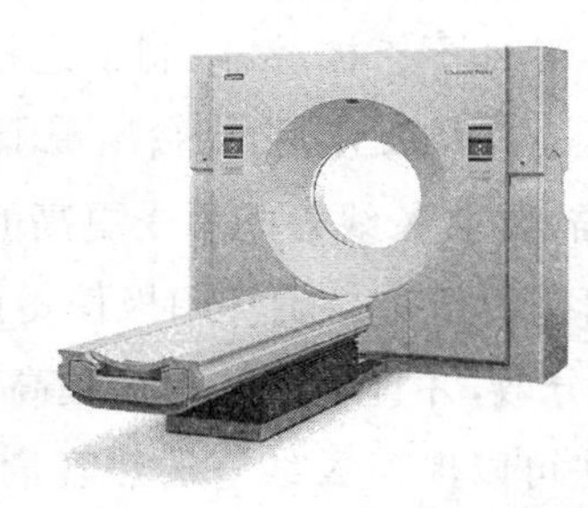
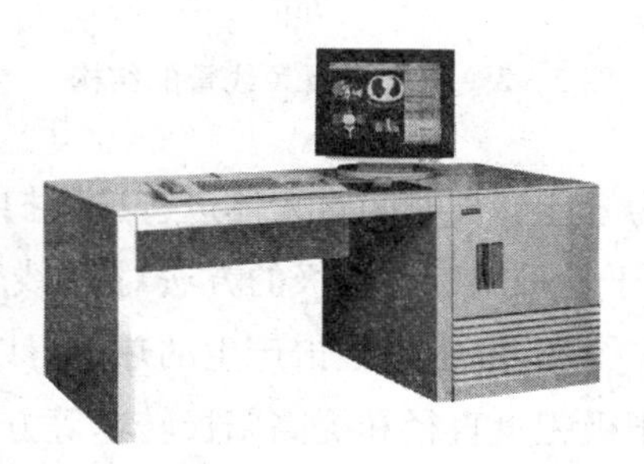

图 3－1　常见 CT 系统的基本组成

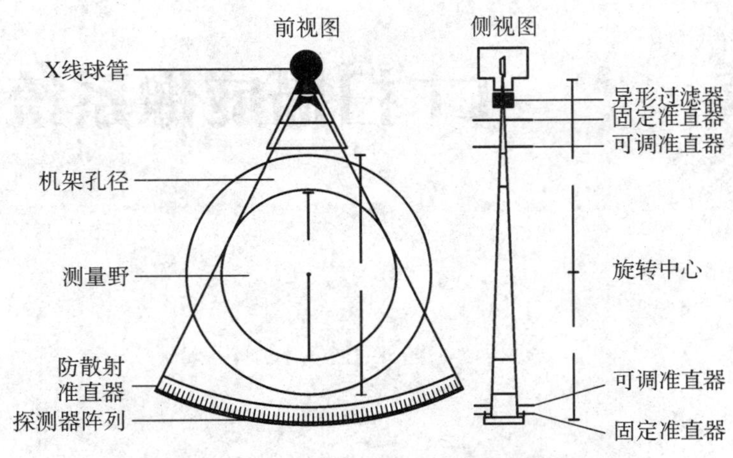

图3-2 CT机架内部的数据采集部件分布图

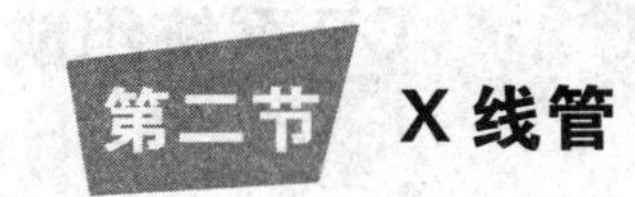

第二节 X线管

一、X线管的作用

X线管是CT的重要部件,它是设备的信号源。X线管发射出X线束,穿透人体并携带人体内部结构信息,并被检测器阵列所接收,形成CT图像。

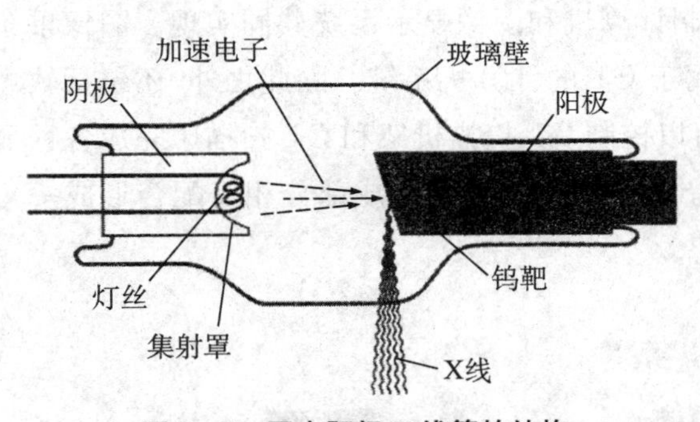

图3-3 固定阳极X线管的结构

二、X线管的种类

20世纪70年代CT扫描机发明初期,所使用的X线管为固定阳极X线管,其结构如图3-3所示。这种X线管结构简单,成本低,在早期CT中起重要作用。但是,电子束长时间轰击阳极靶的某一点产生的巨大热量不易扩散,限制了这种X线管不能长时间连续工作,否则会出现阳极靶被烧蚀的现象。

为了能够长时间对人体进行连续扫描,要求X线管能承受更高的热量,且热量能更快地散发,于是采用旋转阳极的方法对X线管进行改进。旋转阳极使得阳极被电子束轰击的点变成一个环,电子束轰击产生的热量得以分散,并且旋转的阳极提高了散热速率。通过不断增大阳极靶盘直径和提高阳极转速等方法可以提高X线管的热容量和散热速率。后来又选择耐热性更好的铼钨合金制造阳极,代替纯钨阳极,提高热容量,并在阳极背面涂上石墨层,石墨层能将热量以红外线形式辐射出去,其热辐射效率高,可进一步提高散热能力。

另一种称为金属陶瓷管,采用金属外壳代替玻璃外壳,加大X线管外壳强度,提高X线管的散热速率;用陶瓷做电极支座,可以提高绝缘性能。

飞利浦公司生产的被称为MRC的X线管,热容量可达5.2 MHU,适合于螺旋CT设备使用。采用透心凉技术,在中空的轴心中,冷却液可以直接进入阳极轴腔和阳极背面进行冷却,将阳极工作热量带出,从而增加了X线管的冷却速率。另外,用特殊的液态金属代替阳极的滚球轴承,增加热传导面积,热传导率是滚珠轴承的1 000倍,大大提高了热冷却能力。采用液态镓合金作为润滑剂和导热媒介,由于镓合金在高温下所产生的蒸气压较低,使得管内真空不会被液化金属污染。

飞焦点X线管是焦点可以漂移的X线管。在普通X线管中,阳极焦点和阴极的相对位置是固定不变的。但是在飞焦点X线管中,阳极焦点同阴极的相对位置在不断变化。飞焦点X线管与普通X线管一样,只有一套阴极和阳极,只不过利用磁偏转线圈使阴极发射的电子束可以打在阳极靶上的不同位置,从而产生焦点位置不断变化的X线束。焦点的移动速度很快,可达每秒600次以上,故称为飞动焦点。

西门子公司的Straton球管,又被称为0MHU球管,广泛应用于SOMATOM Definition系列及双源CT SOMATOM DS, SOMATOM Force等系列CT产品中,如图3-4所示。其原理类似电子束CT,通过偏转线圈控制电子束到达旋转阳极适当位置,产生X线,在偏转线圈上施加信号来改变焦点位置。其冷却系统与传统X线管不同。传统X线管是将阴极和阳极密闭在真空系统中,阳极旋转,阴极不动,冷却油不能与阳极接触;而Straton球管是将旋转X线管管体及阳极直接浸入循环油中冷却,X线管工作时,在马达的带动下整个真空腔体都在旋转,阳极的背面直接与冷却油接触,冷却油通过进出循环直接将热量带走。冷却速率高达5 MHU/min,阳极热容量接近于0 MHU,X线管不再需要很大的热容量储备,所以连续扫描不需要冷却等待时间,如图3-5所示。

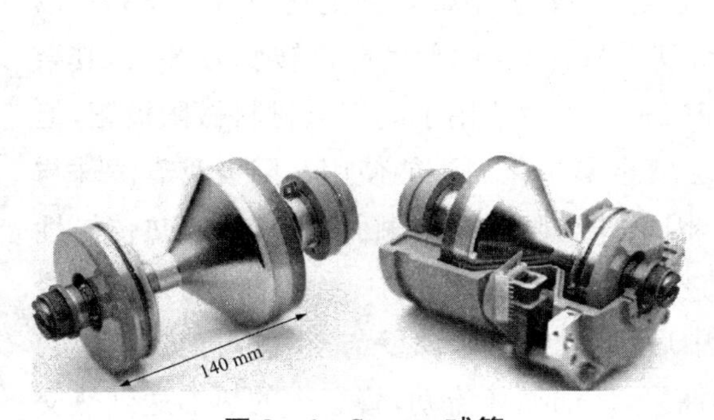

图3-4 Straton球管

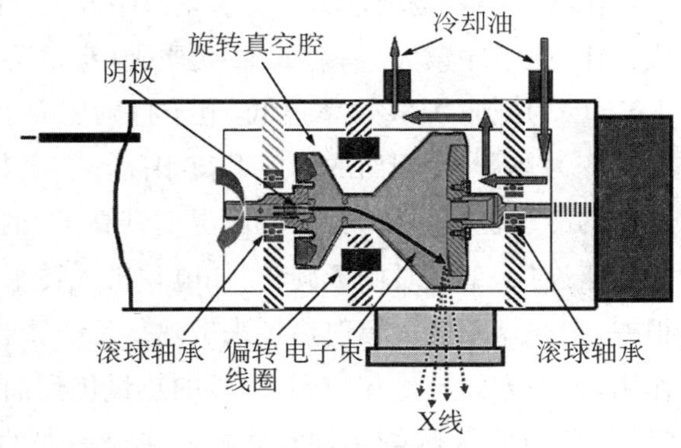

图3-5 Straton球管的工作原理图

三、X线管的结构

X线管产生X线的原理是:管内高速运动的电子轰击在靶面上,电子运动骤然受阻,这时就辐射出X线。因此，X线管必须具备以下3个基本部分：①阴极(用以发射电子)；②阳极(受电子轰击辐射X线)；③X线管壳(使管内保持真空，保证电子运动不受阻挡)。

旋转阳极X线管及其结构示意图见图3-6。

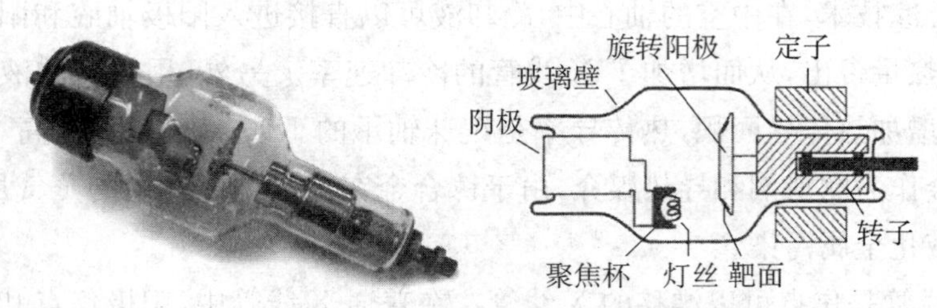

图3-6 旋转阳极X线管及其结构示意图

(一) 阴极

阴极作用：阴极是真空电子管的负极，其作用是发射电子，并使电子聚焦去轰击阳极。

阴极组成：包括灯丝和聚焦杯两部分。

灯丝：目前X线管的灯丝几乎都选用钨作为灯丝材料。因为钨在高温下有一定发射电子的能力；具有高熔点，在高温下不易挥发；延展性好，易加工；在强电场吸引下不易变形；钨丝中含有微量元素钍，可以增加电子的发射率和延长灯丝的寿命。

聚焦杯：又称韦内电极，其作用是将达到阳极的电子聚焦成一个窄束。将这种聚焦电流和聚焦的电极做成碗状，称为聚焦杯。

(二) 阳极

阳极又称为靶电极，在X线管中处于正电位，是真空电子管的正极。在X线管内，电子被加速到阳极，在阳极受阻，高速运动的电子和阳极靶碰撞，使电子的动能转换为热能和电磁辐射能。

阳极对材料的要求：①要求原子序数大。因为辐射的X线强度与靶面材料的原子序数成正比，原子序数大，辐射的X线质硬，穿透力就强。②要求阳极靶面的熔点高(3 300℃以上)。因为靶面X线效率很低，电子打到靶面上，其中只有不到1%的能量转变为X线，其余的转变为热量，使靶面的温度升得很高。③冷却措施。虽然使用了高熔点材料做阳极靶，但靶面的冷却也很重要，否则靶面温度升高了，也会使金属熔化而不能使用。阳极盘靠滚珠与阳极座连接，工作时阳极旋转，如电动机的转子，因滚珠与阳极间接触面积小，所以热传导性很差，主要靠阳极盘辐射热量来散热。X线管装入管套，浸在绝缘油中，绝缘油一方面起绝缘作用，另一方面起冷却作用，阳极的热量传到油中后，通过管套金属壁与空气进行热量交换。CT设备中的X线管用油管连接到热交换器的油泵，使油循环流动，管套中的热油送到热交换器，经冷却后的油再送回管套中，再冷却X线管。有的还用冷水进行二级冷却，这样冷却效率更高。

(三) X线管壳

作用：①保证管内真空，使电子能够自由加速，运动不受阻挡；②隔热与绝缘。因此，外壳材质需要耐高温。

玻璃外壳：主要成分是硼酸盐，具有较好的隔热和绝缘性能。玻璃外壳X线管随着使用时间增长，灯丝和阳极靶面的钨蒸发，会在玻璃壳内壁附着一层钨的沉积物，沉积层与阳极相连形成第二阳极，一部分高速运动的电子轰击玻璃壳使其侵蚀，最终导致玻璃壳击穿。

金属陶瓷外壳：主要由金属和陶瓷组合而成。与玻璃外壳相比，加大了外壳强度，用陶瓷作电极支座，可以提高绝缘性能。在可靠性和寿命方面，金属外壳优于玻璃外壳，目前CT多采用金属陶瓷外壳。

四、X线管的技术指标

X线管的技术指标主要包括：几何参数、物理参数、电参数3个方面。

（一）几何参数

主要包括X线管的焦点尺寸、靶盘直径、靶面倾角等。

1. *焦点* X线管焦点直接影响成像质量。焦点有实际焦点和有效焦点之分。实际焦点是指灯丝辐射的热电子在靶面上的轰击面积；有效焦点是指X线管的实际焦点在垂直于X线管轴线方向上投影的面积。

实际焦点的大小直接影响X线管的散热速率和影像的清晰度。实际焦点的面积越大，散热速率越快，但是图像的清晰度会下降。降低焦点尺寸可以提高图像清晰度，但是小焦点会导致散热速率下降。

大多数X线管采用双焦点设计，如SOMATOM Volume Zoom提供两种焦点尺寸，0.8 mm×1.2 mm和0.7 mm×0.9 mm。一般大电流、高功率时使用大焦点；小电流、低功率时使用小焦点。小焦点主要用于薄层和高分辨力的扫描；而对于要求有较高的软组织或对比度分辨力的大容积扫描，要使用大焦点和较高的功率。

2. *靶面倾角* 焦点轨迹相对于CT设备的扫描平面呈一个α角度，这个角度被称为靶面倾角，被投影的焦点长度h和实际的焦点长度L存在如下等式关系：

$$h = L\sin\alpha \quad \text{式(3-1)}$$

在典型的X线管设计中，α一般选7°～12°。结果使得实际的焦点长度比投影的焦点长度大，通常称此为线性聚焦原理。应用线性聚焦原理的优点是能够增大曝光面积，但也存在一些缺点：具体如下。①焦点的大小和形状会随着所处的位置而改变，焦点的大小和形状随位置不同而不同，会影响CT设备的空间分辨力。②倾斜效应：指的是沿着垂直于CT设备架平面的入射X线强度是不均匀的。

（二）物理参数

主要包括X线管的最大热容量和冷却速率等。

1. *最大热容量* 曝光时阳极靶面产生大量的热，产热速率一般大于冷却速率，因此阳极会积累热量。X线管处于最大冷却速率时，允许承受的最大热量称为热容量，超过此值时阳极就可能熔化。

热容量通常用 HU(heat unit)表示，在单相全波整流情况下，1 HU 等于 0.707 J，最大热容量常用 kHU 或 MHU 表示。热容量的计算方法是管电压(kV)、管电流(mA)和曝光时间(s)三者的乘积。热容量的计算公式如下：

$$1\ \text{HU} = 1\ \text{kV(峰值)} \times 1\ \text{mA(平均值)} \times 1\ \text{s} \quad \text{式(3-2)}$$

在商用 CT 设备中还采用计算机算法来预估允许的扫描参数，防止对X线管的损坏。例如，当球管处于冷却状态时，一组扫描参数是安全可靠的，而当X线管处于热状态时，采用同样的扫描参数有可能造成X线管的损坏。此时，算法的作用就是推荐采用降低产热量的扫描参数，或者提示在扫描之前先将球管冷却。球管冷却算法对于球管寿命和图像性能之间的折中起着关键作用。

2. *冷却速率* 冷却速率用 HU/min 表示，但它不是固定值，阳极温度越高，冷却速率越大，反之越小。因此，在技术指标中通常只给出最大冷却速率，分别标明裸X线管和装入管套以及管套带有风扇时的最大冷却速率，更详细的还用生热和冷却曲线表示。

（三）电参数

电参数主要包括X线管的额定功率、最高管电压、最大管电流、灯丝加热电压和电流、阳极转速等。X线管连续负载，考虑到阳极散热问题，其功率较小。X线管瞬时负载能力比连续负载能力大很多倍。最大X线功率取决于扫描持续时间和先前的X线管负荷量。对于长时间的螺旋扫描，必须降低X线功率，避免X线管超负荷运转。多排探测器系统可以降低总扫描时间，从而降低X线管的负荷，但较高的 3D 分辨力需要选择较高的功率值或选择薄层扫描。

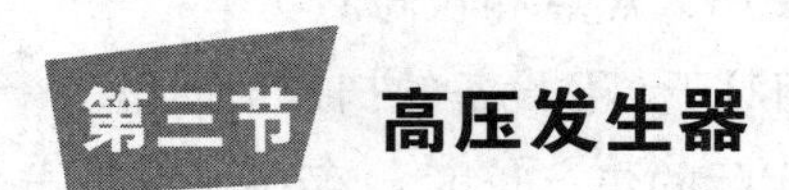

第三节 高压发生器

一、高压发生器的作用

X线管的高压电源是产生X线的能量来源，它一方面提供X线管所需的高压，另一方面供给X线管灯丝加热电流。

二、高压发生器的结构

电源为高压发生器提供三相交流电。全波整流器和电容整流器将三相交流电压转换成直流电。直流电通过滑环由机架固定部分传递到机架旋转部件。逆变器将直流电压通过可控硅桥式电路转换为高频交变电流，送到高压变压器的初级。高压变压器是高压发生器的重要组成部分。它是一种升压变压器,用来产生 X 线管所需的高压。它与普通变压器的主要不同之处在于它对绝缘有较高的要求,在设计和制造上应保证有足够的抗电强度。X 线管工作时需要的是直流高压,因而需有高压整流装置。为了提高 X 线管的激发效率,应当采用恒压输入。这一般是通过电容滤波来实现的。利用电容器的充放电作用与整流元件相配合,还可以组成各种形式的倍压电路。采用倍压电路可以大大降低对高压变压器的要求。滤波器的稳波系数取决于电容对负载的放电时间常数。

CT 设备中 X 线管的电压和电流的稳定,一般采用闭环控制方法。电压和电流的误差一般可以做到小于 0.05%,好一些的可达到 0.01%。其原理大致为:先自高压负载回路内取得一定的反馈信号电压,然后同一参比电压进行比较,所得误差经误差放大器放大,然后控制调整机构,使输出稳定在设定值。输出的调整是通过改变参比电压或取样电压的数值达到的。

X 线管电压的反馈信号电压从高压分压电阻的低端取得。高压分压电阻跨接在高压输出回路的两端,它的总阻值通常为 50～100 MΩ,视误差放大器输入回路的阻抗而定。管电流的取样电阻串接在高压回路的近地端,其值可变(因而取样电压可变),故可获得不同的管电流设定值。管电压的设定,一般是采用改变参比电压的方法,即将总的参比电压分压成不同的档级。在稳态时,参比电压应与反馈信号电压相等,否则调整机构工作,直到两者之间的误差消失为止。

参比电压的稳定度是决定整机稳定度的关键之一,特别是影响 CT 图像上的噪声和射线硬化误差。因此,一般采用各种类型的高指标稳压电源,但也有采用直流电桥输出的,因它对交流干扰信号具有一定的抑制能力。

在 CT 设备中,为了进一步提高稳定度,广泛采用的另一类调整器件是大功率电子管、晶体管和可控硅等。这类器件的响应速度快,调整精度高,但过载能力差。这些调整器件的电源调整范围有限,一般只能用作细调。当用作大范围调整时,通常必须利用伺服马达带动调压器来升降高压。驱动马达的信号电压取自调整管的两端。该电压与参比电压比较,当误差超过一定范围时,即驱动马达升压或降压,直至达到平衡(图 3－7)。

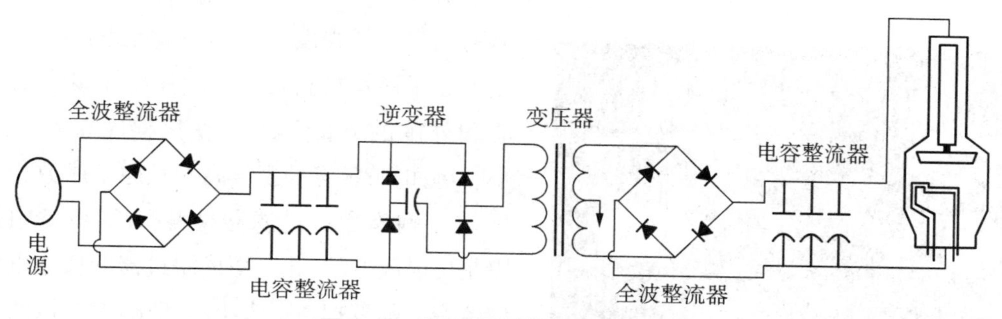

图 3－7　高压发生器的结构示意图

三、高压发生器的性能要求

CT 高压发生器需满足以下性能要求：

(1) 根据 CT 设备的使用要求，高压电源输出的高压和灯丝加热电流(或 X 线管电流)应能在较大的范围内调整。

(2) 为了保证原级 X 线输出强度的稳定，减少 CT 数据中的误差来源，它所产生的高压和电流必须有足够的稳定度。

(3) 为了操作安全，对高压电源还必须设有一定的安全保护电路。

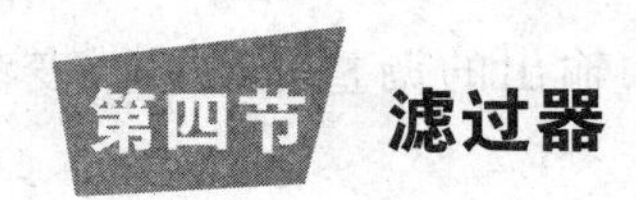

第四节 滤过器

一、滤过器的作用

CT 扫描机中滤过器的作用：吸收低能量 X 线，优化射线的能谱，减少被检者的软 X 线剂量，并且使通过滤过后的 X 线束变成能量分布均匀的硬射线束，减少因 X 线的能量差异而造成的衰减误差。

二、滤过器的材料与形状

目前 CT 设备的滤过器都采用低原子序数的物质组成，一般使用平板滤过器、弓形和楔形滤过器。平板滤过器的组成材料主要是铜或者铝，在设备中放置在 X 线管与被检者之间，如 0.1～0.4 mm 的铜片，它可以将 X 线光谱转换成能量较高的硬 X 射线束，将对剂量影响很大但对信号没什么用处的低能量部分进行有效的过滤。因此，为了获得高质量的 X 线，不仅需要采用附加的滤过器，还要求 X 线管具有较高的功率。

由于人体截面近似于圆形，扇形射束照射时中心射线穿透厚度大，边缘穿透厚度小，信号强度相差较大。为了减小信号动态范围，增设弓形或楔形滤过器。如图 3-8 所示，厚区吸收软射线多，薄区吸收软射线少，使得穿过人体后的出射射线强度较为均匀。异形滤过器应采用低原子序数材料，是为了使 X 线扇形束的中心和外围的光谱和线束硬化程度相差尽可能小。例如，特氟隆的密度高而且原子序数相对较低，是一种有效的过滤器材料。CT 设备中扫描野是可以改变的，此时楔形滤过器的尺寸也要相应改变。随着扫描野大小的变化，滤过器的尺寸也随之变化。大扫描野需要配大尺寸的滤过器。

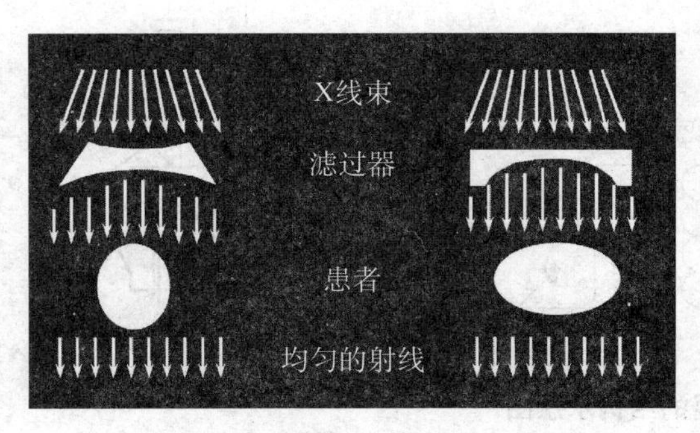

图 3-8 滤过器与扫描野大小的关系

第五节 准直器

一、准直器的作用

准直器是一种辐射衰减物质，用以限制到达探测器组件的放射线角度分布。它的作用是空间定位，即仅局限于某一空间单元的射线进入探测器，而其他部分的射线则被屏蔽而不能进入探测器。因此，准直器可以决定 CT 扫描的层厚，消除被检者在照射野外的 X 线剂量和对 CT 成像有不良影响的散射线。

二、准直器的结构

在 CT 设备中采用了多个准直器，准直器位置在 CT 设备中的分布见图 3-2 所示。

第一层准直器距 X 线管的焦点非常近，X 线管侧准直器，又称为前准直器，它可以精确地将 X 线束限定到可用的最大扇形束。CT 用准直器一般采用多叶式，其面向被检者的最后一组叶片决定层厚的大小，其窄缝按扫描层厚要求分别可调为 10、5、3、1.5 mm 等不同的宽度，达到控制扫描层厚的目的，如图 3-9 所示。

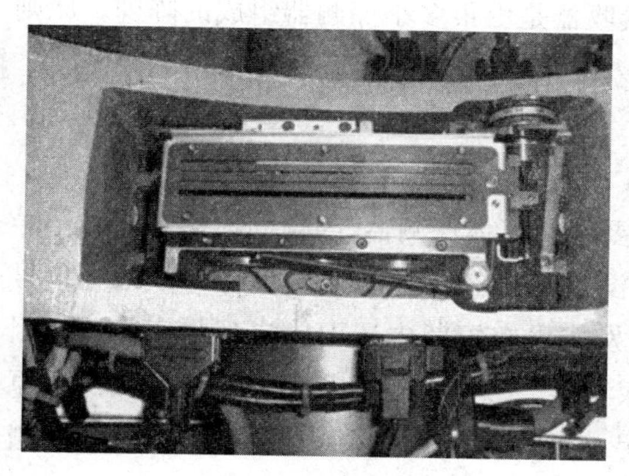

图 3-9 前准直器

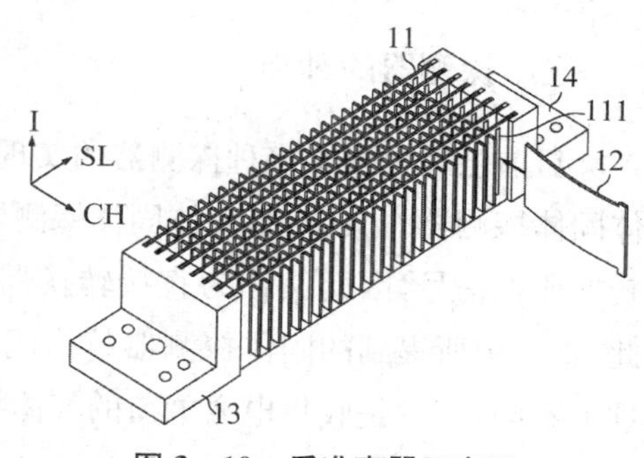

图 3-10 后准直器示意图

后准直器距焦点最远，紧靠探测器，称为探测器侧准直器，又称为后准直器。它的狭缝分别对准每一个探测器，使探测器只接收垂直于探测器方向的射线，尽量减少来自其他方向的散射产生的干扰，如图 3-10 所示。

为了在剂量不增加的前提下有效地利用 X 线，探测器孔径宽度要略大于前准直器宽度。有些 CT 设备没有安装后准直器，其原因是认为 X 线管的焦点足够小。前后两组准直器必须精确地对准，否则会产生条形伪影。

第六节 探测器

探测器是整个CT系统中最重要的、技术上最关键的组件之一。它位于扫描机架内部，位置与X线管对应(见图3-2)。组装好的CT探测器为弧状，如图3-11所示。

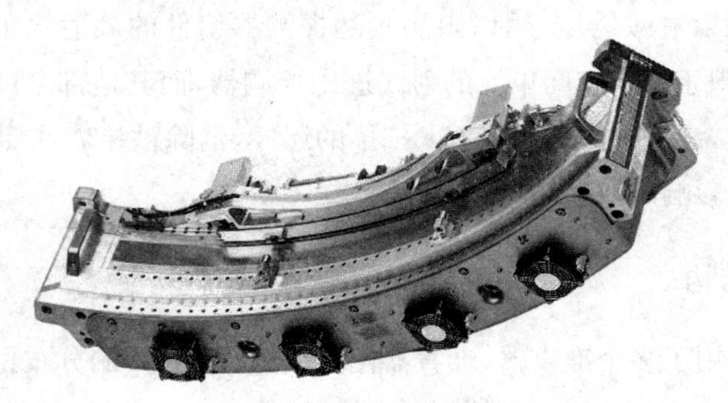

图3-11 CT探测器

一、探测器的作用

CT设备中探测器是一种将X线量转换为可供记录的电信号的装置，通过测量它接收到的X线量，产生与X线量成正比的电信号。其接收器是由很多小探测器组成的阵列。原则上讲，每个探测器测得的单元是穿过人体断面射入该探测器单元的部分X线量。

二、探测器的种类

目前已经提出了多种探测器的实现方法，主要包括气体探测器、闪烁固体探测器和半导体固体探测器。其中，半导体固体探测器至今还没有用于临床，它可以直接将X线的光信号转换成电信号，因此又称为直接转换器，这种开发成果在短期内还不能实现临床转化。因此，本书中所提到的固体探测器特指闪烁固体探测器。气体探测器和固体探测器在探测原理上不同：一种是收集电离电荷的气体探测器；另一种是收集荧光的固体探测器。气体探测器，通常在高压下充入惰性气体氙，X线照射下，氙气发生电离产生带正电荷的氙离子和带负电荷的电子，电离室两侧的电极板上加直流电压，收集产生的电荷，从而产生电信号。固体探测器，是利用闪烁体将X线光子的能量吸收，产生能量较低的可见光光子，可见光光子再被光电转换器转换成电信号。常用的闪烁体有闪烁晶体，如碘化铯或钨酸镉等；以及闪烁陶瓷，如氧硫化钆、宝石等。闪烁探测器尤其是基于闪烁陶瓷材料的闪烁探测器在综合性能上远超出气体探测器，因此目前临床使用的CT中绝大部分使用的是固体探测器。尤其是近些年，多层CT更是基于固体探测器才发展起来的。这两种探测器类型及其工作原理如图3-12所示。

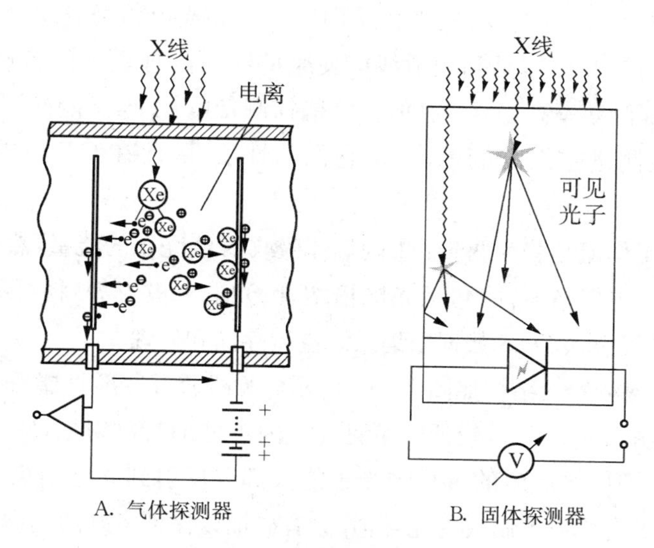

图 3-12 探测器的工作原理图

（一）气体探测器

气体探测器是利用气体（一般采用化学性能稳定的惰性气体）电离的原理，入射的X线使气体产生电离，通过测量电流的大小来测得入射X线的强度。气体探测器的结构如图3-13所示。电离室的上下夹面由陶瓷拼成。每个电离室两侧用薄钨片构成，而X线入射面由薄铝板构成，所有隔板相互连通，上加500 V直流电压，各个中心收集电极引线连至相应的前置放大器，电离室内充满高压力的氙气。当入射X线进入电离室后使气体电离，正离子由中心收集电极接收，通过前置放大器放大后送入数据采集系统。电离电流会产生高温，因而隔板和收集电极均采用钨片。钨片与X线入射方向一致，起到后准直器的作用，可防止被测人体产生的散射线进入电离室。气体探测器的光子转换效率比固体探测器要低，采用高压氙气可以提高一些。但由于钨片机械强度限制，不能采用太高的压力，这就限制了转换效率的提高。气体探测器电离间的间隔为很薄的钨片，其几何利用率高于固体探测器。因而，实际上这两种探测器的总剂量效率大致是相近的。气体探测器中各个探测器的电离室是相互连通的一个整体，使之处于同一气压、密度、纯度、温度条件下，从而有较好的一致性。

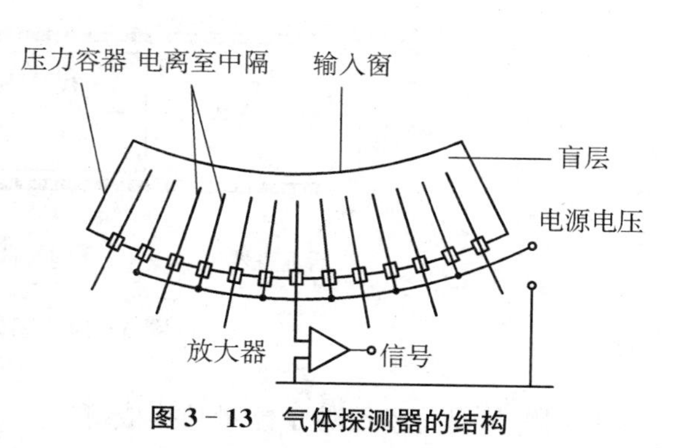

图 3-13 气体探测器的结构

（二）固体探测器

1. *工作原理* 人们很早就发现，当X线照射于某些物质上时，这些物质能瞬间发出可见光，这类物质被称为闪烁体。早期CT利用光电倍增管可将这种闪烁转换为电信号，再用电子线路和器件将它放大和存贮。将发光物质即闪烁体和光电倍增管组合起来，便构成了闪烁计数探测装置。闪烁探测器是利用射线能使某些物质闪烁发光的特性来探测射线的装置。此种探测器的探测效率高，分辨时间短，既能探测带电粒子，又能探测中性粒子，既能探测粒子的强度，又能测量它们的能量，鉴别它们的性质，因此在 CT 扫描机中得到了广泛应用。

闪烁探测器的工作流程分为两步：①闪烁体吸收 X 线光子的能量，然后释放出能量较低的可见光光子。②光电转换器件（包括光电倍增管、光电二极管等）将可见光光子转换成电信号，电信号通过导线引入 DAS 数据采集系统进行存储和处理。

2. 结构　固体探测器的结构如图 3－14 所示。X 线通过后准直器后到达闪烁体。闪烁体吸收 X 线的能量并发射出能量较低的可见光。闪烁体加有反射层，它可以是涂有白色氧化镁粉末的铝盒，使闪烁体产生的可见光光子能大部分反射到光电阴极上。在闪烁体与光电转换器件之间放置有机玻璃制成的光导，并涂有硅油以保证良好的光耦合。

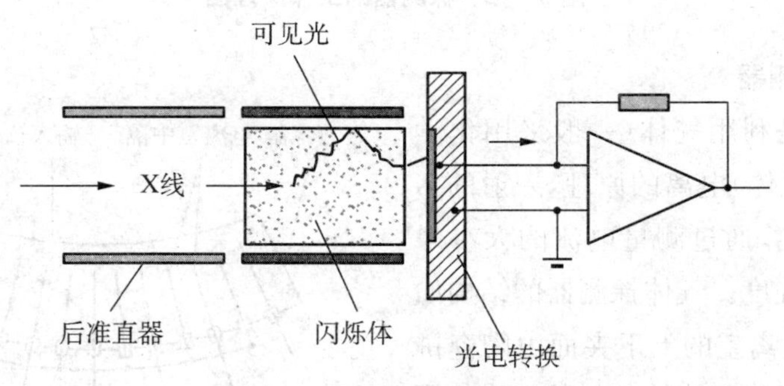

图 3－14　固体探测器的结构

闪烁体是将射线粒子能量转换成可见光光能的一种器件。闪烁体中一般还加有少量的激活剂，激活剂作为闪烁体的发光中心。当闪烁体受 X 线照射时，X 线光子的能量被闪烁体吸收从而产生电子空穴对，电子和空穴分别在闪烁体的导带和价带中迁移，并最终在发光中心复合，电子和空穴消失，其能量转换成可见光子释放出来。

3. 常用闪烁体材料　使用最普遍的闪烁晶体是铊激活碘化钠晶体，即 NaI(TI)。这种晶体的密度大，对 Y 线和 X 线有较大的阻止本领，它的透明度和发光度都很高。但碘化钠晶体有一个致命的缺点，就是它极易潮解。晶体一旦潮解，探测效率和能量分辨力均急剧下降，以致完全不能使用。在实际应用中，碘化钠晶体被密封在一个铝制外壳内。

另一种适用的闪烁晶体是 CsI(TI) 晶体。其主要优点是在空气中不易潮解，故不需封装。但它的发光率仅为 NaI(TI)的 30%～40%，而且价格昂贵，因此远不及 NaI(TI)适用普遍。闪烁晶体在使用和保存时，应避免强光照射，否则会严重影响其性能。若因强光照射致使晶体变色，可用长期避光的方法退色，晶体的性能即可得到恢复。

钨酸镉晶体密度大，原子序数高，对 X 线吸收能力强，吸收同样能量的 X 线需要的晶体体积小，可以降低整个探测器的成本。缺点是对湿度敏感，稳定性差，余辉强等。

稀土陶瓷探测器是 Ce 和 Pr 掺杂的硫氧化钆(Gd_2O_2S)陶瓷材料。与以往的 CT 探测器相比,光输出效率较高,虽不及碘化钠晶体,但是钨酸镉晶体的 2 倍。稳定性好,不潮解,余辉效应弱,图像背底少,是目前应用广泛的探测器材料。

宝石探测器是一种基于石榴石结构[$(Lu, Tb)_3Al_5O_{12}$]的陶瓷材料,掺杂适量稀土元素作为发光中心。与稀土陶瓷探测器相比,初始速度更快,余辉更少,能在更短的时间内完成数据读取。这些性能使得宝石 CT 能够在超快速能量切换的基础上进行能谱扫描。

4. 闪烁材料阵列　闪烁体探测器是由性能完全相同的探测器单元排列而成,每个探测器对应着一束窄的 X 线,如果有 n 个探测器单元,那么一次就可同时获得 n 个投影数据,如图 3 - 15 所示。以西门子 Definition Edge 系列 CT 为例,探测器在横轴方向有 736 个通道,在纵轴方向有 64 排,总计探测器单元 47 104 个。

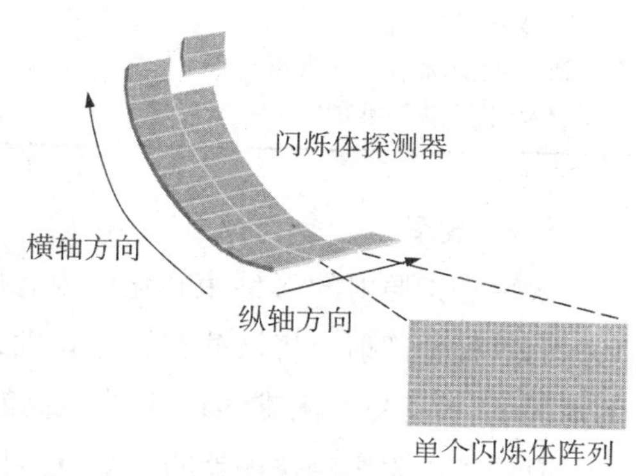

图 3 - 15　闪烁体探测器阵列

闪烁体被切割成一个平面二维的闪烁体阵列,阵列中有多个探测器小单元,这些小单元的尺寸直接影响 CT 的空间分辨力。小单元的尺寸越小,空间分辨力越高。由于闪烁陶瓷的脆性,在切割时容易碎裂,目前小单元的尺寸一般在 0.5～0.625 mm。单个闪烁体阵列虽然是平板状,但是多个闪烁体阵列按照一定的角度排列,可以组装成具有一定弧度的闪烁体探测器。探测器对于每个闪烁体阵列的空间位置精度有着很高的要求。

三、探测器的性能要求

探测器的特性有很多,见表 3 - 1。其中,最重要的特性是效率、稳定性和响应性。

表 3 - 1　CT 探测器的特性要求

CT 探测器系统要求	容许条件
动态范围宽	10^4～10^6
整个动态范围内的线性度高	——
量子吸收效率高	>90%(理论值 100%)
闪烁探测器的发光效率高	>10%(理论值 100%)
几何效率高	80%～90%(理论值 100%)
时间响应和衰减高	衰减常数<1 μs
余辉低	<0.01%,照射后 10 ms
辐射漂移低	≤0.5%,在扫描时间最长的情况下
所有扫描方式下电气噪声比量子噪声低	$\sigma_E \leqslant 0.5 \cdot \sigma_Q$
探测器单元之间相互干扰低	<3%
每个探测器单元的材料均匀性高,使伪影很低	即材料纯度>99.99%

续 表

CT探测器系统要求	容许条件
在同一探测器排内所有探测器单元的响应相同	相差<0.1%(校正之后)
探测器材料的机械加工方法简单,精度高	±10 μm 公差
单排或多排探测器的可行性	D≥16 排
探测器材料的环境可接受性	低毒性,低回收费用
化学稳定性	耐潮湿
不受环境影响	热膨胀系数<10^{-5}/℃
降低散射辐射的准直可行性	——
低费用且易于维护	——

(一)效率

效率是指照射的X线束转化成为有用信号的百分比。理想情况下,探测器效率应该是100%,这样全部射束将被截获。计算机必须校正射束的非单色性。在探测器效率<100%的情况下,校正更为困难,因为很多较高能量的光子穿过传感器而未被检测。

有两个因素影响探测器的效率,它们是几何效率和吸收效率。

1. *几何效率* 探测器有效宽度/(探测器有效宽度+失效的空间)。几何效率是由每个探测器的孔径与关系到每个探测器所占总空间的比来决定的。这个空间包括探测器本身和静止的准直器,或它与下一个探测器之间的间隔。射入间隔的辐射不能被探测器吸收,因而无助于图像的形成。理想的情况是探测器所占的范围要比间隔所占的大。

2. *吸收效率* 当X线束入射在晶体上时,所有探测器必须具有高度吸收能力。吸收效率是指辐射进入探测器而被吸收的百分率,这与探测器的厚度有关,并在某种程度上与X线光子的能量有关。

探测器的总效率是几何效率和吸收效率值的乘积。实际的扫描器具有的总检测效率为50%~80%。探测器的效率越高,在一定图像质量水平的前提下可以减少患者接受的剂量。

(二)稳定性

稳定性是指从某一瞬时到另一瞬时探测器的一致性和还原可能性,探测器需经常进行校准以保证其稳定性。在第一代CT设备中,每次线性运行结束后都要校准探测器。第二代CT设备也是每次线性运动结束时校准探测器。当第三代CT设备探测器的响应偏离正常情况时,环状的伪影在该断层扫描图像中产生。第四代CT设备在每一次旋转期间对探测器校正两次,第一次校准是沿着运动的扇形射束的前缘,第二次是沿着扇形射束的后缘。

(三)响应性

探测器的响应是指探测器接收、记录和抛弃一个信号所需的时间。一个探测器应瞬时响应一个信号,然后立即迅速抛弃该信号并为响应下一个信号做好准备。对于某些探测器,信号通过以后,余辉(余辉是一个读数对另一个读数存贮的影响)或磷光是一个严重的问题。

因此，探测器存在响应速度问题，在扫描时间短的X线入射到探测器上时，响应的速度越快，就可以消除余辉影响。为了避免余辉造成的畸变及伪像，需要仔细选择闪烁物质及进行一些软件的校正。

（四）准确性

由于人体软组织及病理取样所得衰减系数的变化很小，它们对穿过人体的射束强度也只引起很小的变化。然而，图像重建的过程对衰减测量值的微小差异十分敏感，因此测量中的小误差可能被误认为信号的变化。探测器的准确性要求探测系统必须具有如下特点：低电子噪声、线性、各探测器的均匀一致性及瞬时稳定性。

（五）初始速度和余辉

初始速度是闪烁体吸收X线光子能量后，受激电子返回基态发出可见光子的时间常数。而余辉是部分受激电子由于陷阱作用，较长时间后才返回基态产生的“慢发光”。总的说来，探测器的初始速度和余辉强度越大，这些信号对实际测得信号的“污染”水平也越高。虽然可以要求生产时间常数更短的闪烁体，但是初始速度和余辉时间的影响可以通过算法减少或消除。

（六）辐射损伤

闪烁体长期暴露在X线束流下其发光性能会发生变化，变化大小随照射历史、照射强度、恢复时间等而不同。如果不进行校正可能引起伪像。例如，在全身扫描之前做了一系列头部扫描，因头部阻挡了部分X线束流，所以中心部位的探测器通道受到的影响比外部通道小。如果接着进行全身扫描，不均匀的通道增益变化将导致重建图像被印上了同心圆。克服此种伪像的最好办法是确保在最坏临床条件下使辐射损伤仍处于不生成伪像的范围内。例如，HighLight闪烁体掺入稀土元素，能将辐射损伤减少到可以忽略的水平。对于那些无法做到对辐射损伤不敏感的闪烁材料（例如$CdWO_4$），经常性地标定或用算法校正可以用于对伪像的补偿。

（七）热稳定性

热稳定性会影响图像质量。固态探测器的增益一般随环境温度而变化，在长时间的CT扫描过程中，机架内的环境温度很可能发生变化。如果探测器增益变化明显或通道之间变化不均匀，也可能引起伪像。为了避免伪像发生，大多数扫描机使用温度控制设备，使环境温度保持在探测器要求的很小范围内。

（八）空间响应的一致性

从某种意义上说，它直接来自对通道均匀性的要求。如果探测器的响应沿Z轴方向（通过切片厚度）不均匀，特别在被扫描对象沿Z轴不均匀时，通道间不均匀性难以处理。第三代CT扫描机使用的探测器的性能参数有增益、余辉、辐射损伤等，通常除了规定其通道间的非均匀性外，还规定其绝对数值。这是因为对于第三代CT，几何条件、探测器、X线源与旋转中心之间的关系是固定的，在任何投影角度下，某一探测器通道与X线源之间的连接线到旋转中心的距离都是固定的。若某一通道输出总是偏离实际测量值，图像重建过程中反投影将不正确的探测器信号映射到对于旋转中心的一个同心圆上。遗憾的是，人的视觉系统对圆形图案非常敏感，很低强度的圆都能从人体解剖的背景中被识别。但只要所有探测单元特性一致，环形伪像就不可能产生，所以通道间的一致性要求很严格。

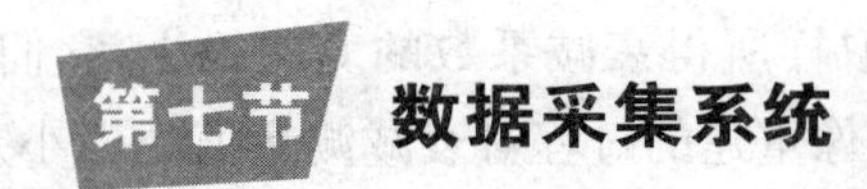

第七节 数据采集系统

一、数据采集系统的作用

数据采集系统（data acquisition system，DAS）的作用是将探测器输出微弱电信号放大、积分、采样保持后经多路开关混合成若干路，经过A/D转换器将相应的人体组织的密度信息转变为数字信号，送入计算机进行图像重建处理。数据采集系统的设计因X线系统的工作方式（连续工作方式或脉冲工作方式）不同而不同，它与扫描器的几何形状相适应。

数据采集系统紧贴着CT的探测器。由于探测器输出的与X线衰减信息成相应关系的电信号很弱，故两者之间的电缆连线很短，且处在非常良好的电磁屏蔽环境中，四周用金属壳体封闭，以尽量避免受到外界噪声干扰。

二、数据采集系统的结构

（一）前置放大器

固体探测器和气体探测器的输出阻抗很高，输出信号又很小，从探测器接收到的信号首先必须使用高输入阻抗的前置放大器进行放大和阻抗变换。线性衰减系数μ与入射人体前后的X线强度I_0、I有下列的对数函数关系：

$$\ln(I_0/I)=\sum \mu_i d_i \qquad \text{式(3-3)}$$

有的制造商为了使后面的电路只需工作在一个窄的范围内，在前置放大器后面再加一级对数放大器对数据进行对数压缩。前置放大器、对数放大器及其他DAS电子线路部件都被精密屏蔽并置于探测器的旁边，安置在旋转机架上。

（二）积分器

CT扫描过程中测量的是每个测量角度下的X线光子的总和，因此每次监测采集（在脉冲工作时就是每个脉冲）的信号需积分以计算光子总和，一般在放大器后接有积分器。在一个脉冲式X线系统中，积分器的功能是给出一个输出电压，此电压代表在脉冲间隔区间内接收到的信号的积累。在保持间隔期内，积分器将电荷经过多路转化器移至A/D转换器。

（三）多路转换器

各路积分器输出的信号经多路转换器混合变成一路，由同一A/D转换器将这些模拟量信号转变或数字信号。由于CT设备要求所采集到的信号精确、动态范围大（一般$\geqslant 10^6$），故要求 A/D 转换器的位数必须达到 16 bit 以上。

数字采集系统除采集、转换测量探测器阵列的信号外，还采集来自参考测量探测器的信号。大部分第三代 CT 设备的数据采集系统全部安装在旋转架上，数据采集控制系统通常由 DAS 自身的中央控制器(CPU)控制工作。

早期第三代 CT 设备在 360°扫描中要发射 360～720 个脉冲，即相邻观测位置间距 0.5°～1°，在 30°～40°弧内设置 300～1 000 个探测器，完成 360°旋转扫描在 5 s 左右。

第四代 CT 设备在整个圆周上布设的探测器个数可多达几千个。由于扫描过程中只有部分探测器被照射，探测器被电子开关切换轮流接通至数据采集系统。

(四) A/D 转换器

A/D 转换器是将时域上连续的模拟信号转变为离散的数字序列。A/D 转换的方法有多种，最常用的有双积分式 A/D 转换器和逐次逼近式 A/D 转换器。

1. *双积分式 A/D 转换器*　双积分式 A/D 转换器又称为斜率 A/D 转换器。它的抗干扰能力比较强，其主要组成及作用如下。

(1) 组成：①积分器：由集成运放和 RC 积分环节组成的积分器是这种转换器的核心部分；②比较器：在积分器之后，比较器的输出信号接至时钟控制门(G)的一个输入端，作为关门和开门信号；③计数器：担负计数任务，以便将与输入电压均值成正比的时间间隔转变成脉冲个数保存下来，④控制逻辑：具有标准周期 T 的时钟脉冲源，接在时钟控制门(G)的一个输入端，作为测量时间间隔的标准时间，门的另一端接比较器的输出端，以便比较器输出信号控制门的打开和关闭。

(2) 工作原理：①采样阶段：在转换开始时，开关与输入点接通，在固定时间充电，积分器开始积分；②比较阶段：当时间到时，控制逻辑将开关转到基准电压上，开始令电容器放电，放电期间计数脉冲的多少反映了放电时间的长短，从而可以确定输入电压的大小，输入电压高则放电时间长。当比较器判定放电完毕时，便输出信号令计数停止，此后积分进入修正状态，等待下一次测量。

2. *逐次逼近式 A/D 转换器*　工作原理：将一待转换的模拟输入信号 V_{in} 与一个推测信号 V_1 相比较，根据推测信号是大于还是小于输入信号来决定减小还是增大该推测信号，以便向模拟输入信号逼近。推测信号由 D/A 变换器的输出获得，当推测信号与模拟输入信号相等时，向 D/A 转换器输入的数字即为对应的模拟输入的数字。

其推测的算法是这样的，它使二进制计数器中的二进制数的每一位从最高位起依次置 1。每接一位时，都要进行测试。若模拟输入信号 V_{in} 小于推测信号 V_1，则比较器的输出为 0，并使该位置为 0，否则比较器的输出为 1，并使该位置保持 1。无论哪种情况，均应继续比较下一位，直到最末位为止。此时在 D/A 转换器的数字输入即为对应于模拟输入信号的数字量，将此数字输出，即完成了 A/D 转换过程。

3. *A/D 转换器的主要指标*　转换速度模拟信号首先要在时间上进行采样，将连续的信号用其按一定间隔采样的离散值来表示。采样定理告诉我们，当采样的频率高于连续时间信号最高频率两倍以上时，用采样得到的离散时间序列可以完全恢复原来的连续时间信号而不损失任何信息。当采样频率不够高时，信号大于1/2采样频率的成分会折叠到低频端而造成混淆，这是不允许的。一般在A/D转换器之前的模拟预处理设备中装有抗混淆滤波器，这是一个低通滤波器，可滤去信号中不需要的高频成分。一般采样频率是抗混淆滤波器截止频率的3～4倍，视抗混淆滤波器的截止特性的陡度而定。采样频率就是A/D变换器的变换频率。

变换精度和动态范围模拟信号是个连续量，它能表示的动态范围是没有限制的。当然，实际上物理接收设备由于动态范围和噪声的限制，所收到的模拟量具有有限的动态范围。而整数数字量的变化是离散的，它的最小变化量是1。数字位数越多，能表示的数字量的变化范围越大。例如，一个2位二进制只能表示0～3个数。而一个10位二进制数可表示0～1 023个数，动态范围是$2^{10}=1\ 024$。A/D转换器的精度和动态范围可以用它转换成的二进制数字信号的位数(bit)来表示。

一般来说，A/D转换器的精度(bit数)应与所转换的模拟信号的信噪比动态范围相适应。有时为了压缩信号动态范围减少A/D变换器的bit数，在模拟预处理装置中有时间增益控制器或对数变换器。例如，超声诊断仪中普遍有这种装置。A/D变换器一般用8～10 bit。而在CT设备中，要求保持很大的线性动态范围，其A/D变换器的位数在16 bit以上。

在数据采集系统的输出端还有数模转换器，它将最终得到的数字图像变为能驱动图像显示终端的模拟信号。由于显像管的荧光屏亮度变化的动态范围不太大，一般为64～256，所以(D/A)一般用6～8 bit。

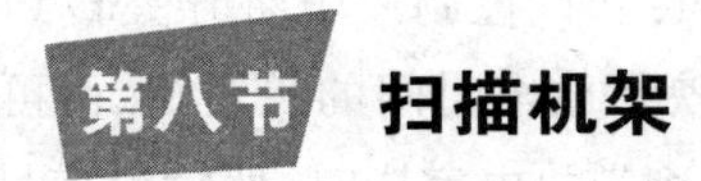

第八节 扫描机架

一、扫描机架的作用

扫描机架，其作用主要用来完成特定扫描方式的扫描，以获得被检者扫描层面的原始数据，供计算机系统进行图像处理。机架的结构形式和运动状态直接影响采样数据的精确性和采样速度，而机架运动在精度上又必须满足CT采样要求的平稳性和正确性，同时对扫描机架的临床操作简易性及对环境的低噪声等也有要求。为了便于对某些器官进行一定方向的CT扫描，CT设备的机架还具有倾斜功能，可根据需要做各种倾斜扫描，如图3-16所示。例如，头部CT检查和腰椎检查均要将机架做某角度的扫描，以获得有诊断价值的CT图像。

二、扫描机架的结构

机架内包含的系统部件有X线管、高压发生器、准直器、滤过器、探测器、数据采集系统、

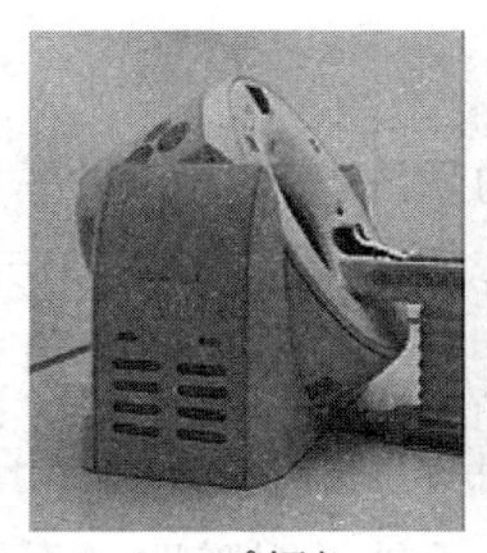
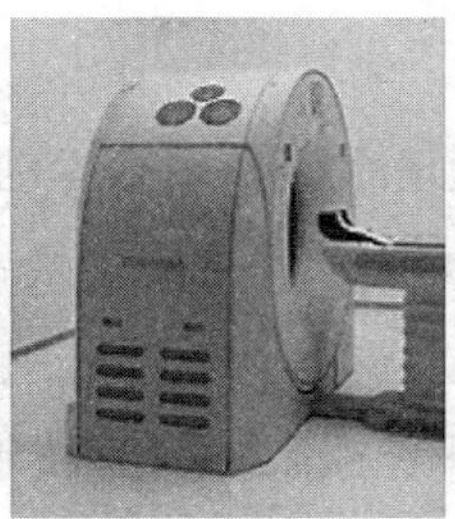
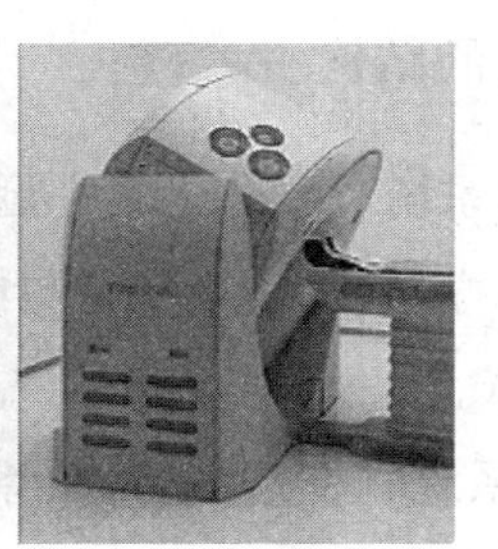
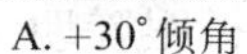

A. +30° 倾角　　B. 0° 倾角　　C. −30° 倾角

图 3-16 机架的倾斜

滑环等与 CT 扫描相关的部件；机架旋转和前后倾斜的机械传动部件；CT 在开机时，X 线管会产生热量，因此机架内部需要制冷，在机架顶部安装了强力风扇。

目前 CT 机架的旋转方式主要如下。

1. *钢带驱动* 成本较低，可以节能节耗。但是钢带驱动导致的机械摩擦噪声较高，不适合长时间快速扫描。

2. *磁悬浮驱动* 可以避免机械摩擦导致的故障，驱动速度快，运行稳定，适合长时间快速扫描。

3. *气垫驱动* 通过气流层将运动摩擦表面分开，从而完全消除物体之间的摩擦。

三、扫描机架的性能要求

1. *倾斜角度* 大部分 CT 扫描机架可以倾斜 25°～30°。

2. *机架孔径* CT 的机架孔径一般在 70 cm，用于放疗定位的 CT 设备孔径较大，可以达到 85～90 cm。

3. *旋转速度* 目前大部分 CT 设备架旋转一周需要的时间为 0.2～1.5 s。由于机架内旋转部件的重量大，一般为 400～1 000 kg，如此快的旋转速度需要采用合适的机架驱动方式，保证机架旋转的速度和均匀性。

第九节 扫描床

一、扫描床的作用

CT 扫描检查床在设计上一般满足两个要求：①床面要能够升降，此功能是辅助功能，目的是方便被检者上下扫描；②扫描床的水平定位和运行速度要有很高的精度。床的水平运动由计算机控制，其位置的精度、位置的重复性是床运动的一个重要指标。这对于螺旋 CT 尤其重要，因为它直接影响图像质量。

二、扫描床的结构

扫描床运动系统一般分为水平运动系统和垂直运动系统。扫描床水平方向的运动配合机架旋转完成扫描,其运动精度与图像质量有直接关系。扫描床水平运动控制主要有2个参数:速度和目标位置。水平运动系统主要由以下部分组成:编码器、控制板、刹车离合系统、驱动系统、伺服系统、供电板。伺服系统控制驱动系统带动位于床头的辊子,依靠摩擦力由辊子带动床板水平运动。在辊子一端装有离合,控制辊子是否跟随驱动系统旋转。扫描检查床由轴编码器反映其速度和位置信息。

扫描检查床的垂直运动目前普遍由三相电机来驱动,液压传动已很少采用。垂直位置传感器则采用光学编码器或多圈电位器,扫描检查床控制面板上的发光二极管数字显示器显示床水平、垂直和机架倾斜等位置数据。除了在操作台通过键盘或鼠标对扫描检查床进行运动操作外,也可在床的近旁通过安装在机架上的床控制面板的按钮进行被检者置位,这无疑更加方便、直观和安全。扫描检查床的高低、水平进出位置与机架倾斜角度之间还有安全互锁装置,使得机架的倾斜和床的前后运动不至于威胁被检者的安全。

在检查床上还配有多种附件,例如常规头托架、冠状位头托架,可对头部进行横断面、冠状面的扫描,如上颌窦、鞍区病变的检查;三角形膝垫,可使某些腹部脏器的定位更加方便,被检者较易适应;而腰部扫描垫的应用使得腰骶椎扫描检查的定位更加准确。

三、扫描床的性能要求

由于承担将被检者诊断部位准确送入X线扫描平面的重任,CT扫描检查床的移动精度要求很高。其具有高度调节功能的CT扫描装置,高度调节的范围至少为扫描架开口直径的一半。患者支架中床面水平移动范围不得小于1 000 mm。患者支架的步进精度不大于0.25 mm。床的负载量和任意移动的精度都有明确的技术指标。

CT扫描检查床的面板必须密度均匀,材料X线吸收系数低,以免在扫描时影响数据采集的准确性;还必须具有足够的强度和刚性,保证在长距离水平移动时不致发生断裂和形变,防止扫描位置的变化和安全事故的发生。

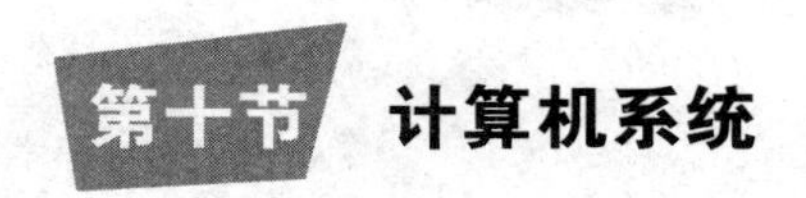

第十节 计算机系统

一、计算机系统的作用

计算机为整个CT系统的核心功能部件,根据所承担的信息处理任务不同,一般分为两个子系统:系统控制计算机和图像重建计算机。另外,还包括图像显示系统和计算机软件。

二、计算机系统的结构

(一) 系统控制计算机

为整个CT系统的控制中枢，负责整个CT设备系统所有功能部件连接和协调运行的重任。

1. *扫描过程的控制和监视* 当操作者完成被检者信息登记、设定扫描模式、选用合适的扫描参数后，系统控制计算机就会对各个功能部件的状态、位置和反馈数据进行监控检测和分析比较，只有在所有状态数据全部正常的情况下控制计算机才会发出启动扫描信号。

2. *信息的传输和管理* 扫描期间数据的通讯频繁，机械运动众多，时序关系复杂，这些都是在控制计算机严密的程序控制和精确的实时调度下得以顺利完成的。例如，X线管的曝光和探测器及数据采集系统在时序上的匹配；数据采集传送与图像重建上衔接；扫描部位与检查床定位的一致；X线管功率和温度实时监控等。

3. *图像的各种后处理功能* 包括图像窗宽、窗位的设定和调整；感兴趣域CT值的计算；图像的放大和翻转；区域或距离的测量；轮廓标识的决定以及多个图像的比较；图像的直方图显示；图像的三维重建；文字图像叠加等功能(有的CT设备将这部分功能放在图像重建计算机中)。

4. *故障诊断及分析* 能实时提供操作导航帮助，显示运行故障信息，分析可能存在的故障原因和提出目前可采取的维修方法建议，还会对错误的信息输入提出警告。

5. *信息储存和通讯传递* 目前的CT控制计算机都带有大容量的硬盘驱动器和CD-R驱动器，以存储大量的扫描数据和图像，也可用来读出存档的数据，制作备份防止数据丢失。随着许多医院图像存储和传输系统(PACS)的建立，通过网络来发送和接收数据对当前的医学影像设备尤显重要。控制计算机带有通讯网卡和接口，可进行网上的信息和图像传递，方便医院的无纸化管理。

(二) 图像重建计算机

承担图像重建的繁重任务。通常的CT设备均采用卷积反投影重建法，图像重建计算机要进行下列操作和运算。

1. *数据预处理* 接收来自数据采集系统传输的原始数据，进行译码、归一化校正、空气校正、间隔校正、射束硬化校正等多项预处理工作，排除各种干扰和误差因素，尽可能使数据准确和完整。

2. *卷积* 预处理过的数据和操作医师选定的滤波权函数进行数字上的卷积运算，旨在使重建后的CT图像边缘清晰，反映被扫描断层的真实情况。它的运算量极大，一幅CT图像的卷积需要计算机做的乘、加数学运算是以10^8次为计量单位的。

3. *反投影* 完成卷积运算的射束数据要进行排列、内插、位置权重计算和反投影等多种数据处理，每一幅图像大约由25万个像素组成，每个像素具有一个CT值，这些数值将转换为灰度编码在图像监示器上显示，图像计算机必须能操纵、分析、修改这些数据以提供有诊断价值的重建图像。

由于图像重建的计算量惊人，且要求在扫描完成后的数秒钟内实时完成，图像重建计算机一般采用阵列处理机，在控制计算机的控制下与之并行工作。

（三）图像显示系统

1. *原理* 将二维数字矩阵（数字图像）中的各像素CT值经D/A转换为相应的二维模拟矩阵（模拟图像）中的灰阶，CT值与灰阶的对应由其窗宽和窗位的选择来决定。一副典型的CT图像像素矩阵为512×512或1 024×1 024，灰阶深度为8～12 bit；如果灰阶深度为n bit，则图像灰度显示范围在0～(2n－1)之间，灰阶深度越大，显示的灰度范围越宽。

2. *装置* CT用图像显示装置常用彩色监视器。每个像素用12位显示图像，用8位显示游标、字符和覆盖层。

（四）计算机软件

CT系统是由硬件和软件两大部分组成的。CT扫描机只有同时利用计算机的硬件和软件才能正常运行。CT软件最重要的功能是将探测器采集到的投影信息进行图像重建。随着计算机技术的不断发展和提高，CT设备的应用软件越来越丰富，自动化程度也越来越高，通用性强、适应面广、灵活简捷的新版软件不断推出，极大地方便了操作人员。CT设备的系统软件和应用软件一般用光盘保存，随时可通过光驱安装到硬磁盘、外存贮器中，或调到主机内存使用。

1. *系统软件* 系统软件是指各类CT扫描机均需具有的扫描功能、诊断功能、显示和记录功能、图像处理功能及故障诊断功能等软件。系统软件形成了以管理程序为核心，能调度几个互相独立软件的系统。常用的独立软件有预校正、平面扫描、轴向扫描、图像处理、故障诊断、外设传送等。管理程序与各独立软件的联系方式有以下3种。

（1）人机对话方式：由操作者通过控制台或终端输入信息或命令，操作者可以用键盘对话，也可以用触摸监视屏幕来对话。管理程序接到这些指令，便调用相应的功能软件。

（2）条件联系方式：某个程序在运行过程中发出一个命令信息，可以要求管理程序调度相应的软件进行工作。

（3）返回处理方式：某个程序在执行过程中发生错误，则返送信息给管理程序，由其统一处理。

2. *应用软件* 应用软件又称功能软件。目前，这类软件种类很多，它的改进和发展超过了扫描方式的发展。应用软件主要有以下几种。

（1）动态扫描软件：其工作方式是在选定了扫描的起始位置、终止位置、厚度、层距和其他一切必要的技术参数后，整个扫描过程自动逐层进行。这一功能对被检者注射对比剂后需在限定时间内完成整个检查是非常必要的。

（2）快速连续扫描软件：其功能是对某一感兴趣区自动做多次快速扫描。它可以与心电图配合，用来研究心脏某一部位随时间变化情况。

（3）定位扫描软件：其功能是在所希望的角度固定X线管和探测器，然后在被检者检查床自动送人的同时进行曝光，得到扫描定位像。

(4) 目标扫描软件：其功能是仅对感兴趣区的层面进行扫描，而对其他区域采取较大厚度、层距和间隔扫描。

(5) 平滑过滤软件：其功能是使所有相邻的不同组织界面得到平滑过滤，产生平均 CT 值，有效提高相邻区的对比。

(6) 三维图像重建软件：其功能是在多层连续重叠扫描或螺旋扫描的基础上重建三维立体图像。

(7) 高分辨力软件：用于对肺部弥漫性间质病变的测定。

(8) 定量骨密度测定软件：用于对骨矿物质的定量测定。

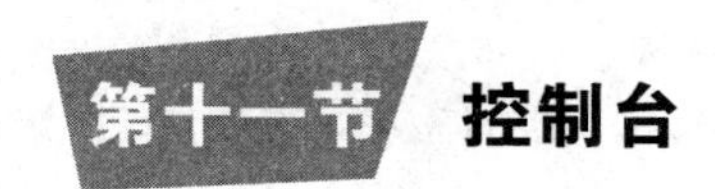

第十一节　控制台

目前 CT 控制台主要用来放置监视器、键盘、鼠标、扫描控制器等输入输出装置，使操作医师可在上面进行程序启动、参数输入、扫描操作、图像显示贮存和处理、胶片摄印、系统故障诊断、联网通信等。另外，操作医师的日常记录、相应书写工作也在控制台上完成。可以说，CT 扫描机的大部分功能均是在控制台上实施的。

控制台主要由工作台、鼠标、扫描控制器、键盘等部分构成。

1. *工作台*　主要是用来放置监视器、键盘、鼠标等输入输出设备，提供操作医师的工作空间。

2. *鼠标、轨迹球*　为输入设备，它方便操作医师选择程序模式、菜单目录和设定图像窗宽窗位功能，使操作医师能便捷地进行各种图像处理和机器运行操作。

3. *扫描控制器*　显示 CT 设备曝光信号，供操作医师和被检者的对话通讯。利用该装置，医师可告知被检者在扫描中需注意的事项，如屏气、呼气等，及时让被检者了解诊断过程，同时接收被检者一方返回的相应信息，从而保证扫描的图像质量。

4. *键盘*　数据、文本、参数、指令的输入设备，是登记被检者信息和运行系统程序的主要途径。有的机器还设有大量的功能键，可以进行程序运行、图像处理、X 线曝光等各项特殊操作，以方便机器操作使用，提高工作效率。

（李　伟　李占峰　孙连柱）

思考题

1. 简述 X 线管的主要组成部分及其作用。
2. 简述准直器的类型及其作用。
3. 简述探测器的主要作用。

4. 目前主流的CT探测器是哪种类型，试述其工作原理。
5. 机架倾斜在临床应用中的主要目的是什么？
6. 简述计算机系统的组成部分。
7. 参与CT数据采集的主要部件有哪些？简述其作用分别是什么。

第四章 螺旋 CT

第一节 概述

1989 年螺旋 CT 问世，使 CT 技术在临床应用上又有了新的发展。与常规的轴向扫描不同，螺旋扫描是被检者（扫描床面）以匀速运动通过旋转 X 线管的扫描野来实现的。扫描过程中，X 线相对运动物体扫描的路径呈螺旋轨迹，所以被称为螺旋 CT。

一、螺旋 CT 的发展

螺旋 CT 是 20 世纪 80 年代末容积医学影像领域的一个重大突破。螺旋 CT 这个概念于 1986 年首次出现在专利方面的文献中。有关螺旋 CT 的研究及成果首次出现于 1989 年的北美放射学会（RSNA）年会上。德国 W. A. Kalender 和瑞士 P. Vock 在 1988 年开始做螺旋 CT 的研究工作，在 1989 年提出了螺旋 CT 性能的物理测定和临床研究。与此同时，对与螺旋扫描密切相关的插值方法有了更深入的探讨。到目前为止，临床使用的 CT 以螺旋 CT 为主。

二、螺旋 CT 的特点

螺旋 CT 是在计算机、电子技术和电器性能得到快速进步的基础上，为了缩短扫描时间、减少运动伪影而发展起来的。在螺旋扫描中，X 线管和探测器做旋转运动的同时，扫描床带动被检者做匀速运动，扫描轨迹为螺旋线，如图 4-1 所示。这种扫描方式使得原始数据获取时间大大缩短，横断层面可以在呼吸状态保持不变的情况下一次扫描获得。

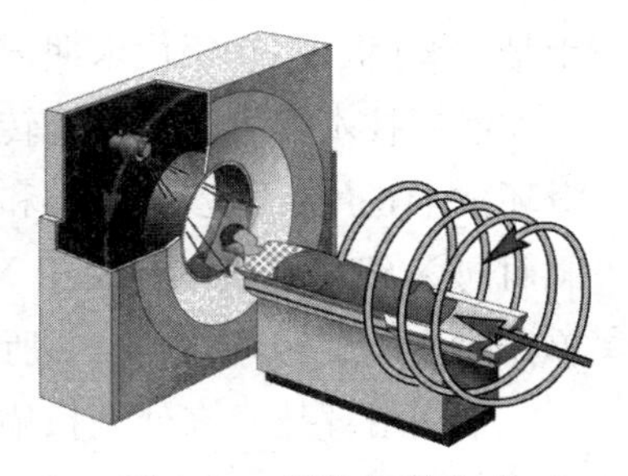

图 4-1 螺旋扫描方式

螺旋 CT 的优点主要包括以下。

(1) 螺旋CT的连续扫描,使扫描范围在24～30 s内达到24～30 cm,可满足绝大多数分不同部位的CT检查。多数患者可在一次屏气中完成扫描,避免了漏扫和重扫。

(2) 由于避免了呼吸运动引起的扫描遗漏,以及具有在选定位置及间隔上进行回顾性重建的能力,提高了病灶检出率。

(3) 螺旋CT的连续扫描使扫描时间缩短,不但有益于危重患者的检查,而且增强扫描时几乎可使全部扫描都在增强高峰期完成,不但能获得最佳增强效果,还可减少对比剂用量。

(4) 螺旋CT提高了病灶密度测量的准确性,由于可在Z轴任何部位进行图像重建,因而保证了任何病灶均可以在其中心进行图像重建,减少了部分容积效应的影响。

(5) 任何部分均可进行多断面或三维图像重建;而且由于螺旋CT扫描时避免了病变部位的移动,重建图像质量好。

(6) 扫描时间短,使被检者更容易接受或耐受CT检查,这对危重患者及只能短时间保持功能极限位的快速诊断更有意义。

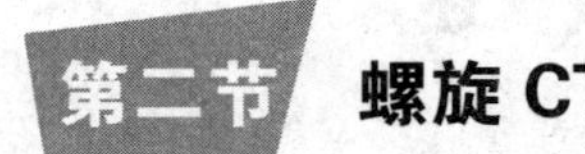

第二节 螺旋CT的特殊结构——滑环

一、滑环的作用

传统CT采用电缆馈电方式。包括:供给X线管和灯丝的高压电源采用高压电缆从扫描架外的高压发生器上连接;CT设备的主计算机不断将指令参数传给采样系统,也必须采用电缆连接;扫描机架旋转部分的驱动电机供电需用电源电缆;状态监控、数据接收需采用控制电缆。

在CT旋转扫描过程中,上面几种类型的电缆相互缠绕,使扫描机架的旋转角度范围很小,且只能进行某一范围的往复运动,而且每次旋转扫描之前还必须有启动、加速、稳定、减速、制动等过程。由于连接用的电缆长度是有限的,所以必须再逆过来重复以上各个步骤,这样势必会形成电缆绕扭、牵拉、脱落等现象的发生(解决方法是在机架内装有电缆卷取结构)。如此,就会造成扫描周期长、结构笨重复杂、转速均匀困难等问题,限制了CT设备速度的提高。为了实现连续扫描,改善图像质量,必须克服传统电缆馈电方式存在的诸多问题,于是在20世纪80年代末期采用了滑环技术。

滑环技术解决了机架旋转部分与静止部分的馈电和信号传递方式,可以实现连续扫描。滑环技术是用一个多圈滑环和一个碳刷架代替电缆,当电刷沿滑环滑动,则电源经滑环与碳刷而向X线球管供电。由于X线发生器与探测器所有部分都安装在一个滑环上,使滑环可单方向连续旋转,如图4-2所示。

采用滑环技术来处理扫描机架中旋转部件和静止部件的馈电信号传输,摆脱了各电缆的缠绕限制,省去了以往扫描时间内的启动、加速、匀速、减速、制动等过程所耗用的时间,缩

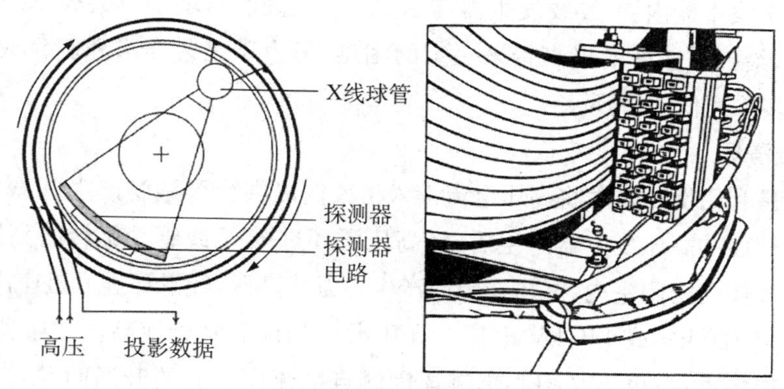

图 4-2　滑环的结构

短了旋转周期，增加了单位时间内的扫描层数，使扫描机架可毫无限制地向单方向连续转动扫描，这在很大程度上克服了被检者运动或不能配合所产生的运动伪影。

二、滑环的类型

滑环主要由以下几部分组成：①传导设备操作与控制信号的低压环；②供应 X 线球管与变压器电源的电源环；③向探测器输入输出数据的数据环(许多螺旋 CT 设备将①、③两个环用一个数据环替代)。

依照电源环上的电压不同，又分为低压滑环和高压滑环。

(一) 低压滑环

扫描机架中以低电压馈电的方式，称为低压滑环。低压滑环是由外界将数百伏的直流电输入扫描机架内，电压较低，容易实现良好的绝缘，数据的传输性能也很稳定。但此时的电流很大，所以低压滑环要求碳刷与集流环接触电阻非常小，集流环常采用电阻率非常低的材料制作。

由于低压滑环的高压发生器装在机座旋转架上，要求发生器体积小、重量轻、功率大，所以发生器普遍采用中高频逆变技术，它是滑环技术的关键。将 X 线管、高压发生器、逆变器等组合在一起的组合式 X 线发生装置是制造商经常采用的一种方式，这是当代高频技术在 X 线发生装置中应用的技术成果。

在此 X 线发生装置中，输入的是 50～500 V 的直流电压。组合机头内的逆变器是一个串联振荡电路，它由两组逆变压器组件、高压电容、限流圈、损耗电阻等组成。逆变器将几百伏的直流电压转换成频率很高的交流电压。高压变压器的初级与次级分别由两个单独的逆变器供电，次级与两组倍压整流电路串联，所以供给 X 线管的直流高压是输入交流高压的 4 倍。与只有一个高压变压器的电路比较，每个变压器只需供给管电压的 1/4 就可满足要求，故组合机头式 X 线发生器体积小、功率大、电压高、波形好、X 线源强度高、频谱窄、硬质射束多，X 线的总能量相对有较大的提高。

低压滑环对绝缘要求不高，安全、稳定、可靠，所以被大多数 CT 厂家采用。低压滑环的不足之处是由于发生器内置，X线发生器与X线管一起旋转，增加了旋转部分的重量、旋转力矩和离心力，给扫描速度的提高带来一定的困难，但由于工艺要求和制作成本相对较低，所以目前CT多采用低压滑环。

（二）高压滑环

高压滑环是利用滑环技术将高压电流馈入机架内以供给X线管产生X线。高压滑环的高压在框架外地面的高压发生器产生后，经高压滑环进入X线管。旋转的高压滑环装在充满绝缘或惰性气体的密闭室内，高压在地面产生1万伏高压，经滑环进入机座内旋转架上，高压发生器再产生120 kV或140 kV电压。高压滑环的优点是可使高压发生器外置，一方面不增加旋转机架的重量，也不必担心集流环因触点电流而引起的升温问题，扫描速度更快；另一方面，由于高压发生器不受体积重量的限制，可使发生器功率做得很大，当然技术要求也比较高。但高压滑环容易引起机架旋转部件与静止部件及接触臂、电刷之间的高压放电，绝缘较难处理，由此会引发高压噪声，影响数据采集。

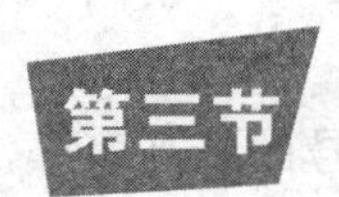

第三节 螺旋CT的扫描参数和插值算法

一、螺旋CT的扫描参数

1. 数据采集　单次螺旋扫描中采集到的整个体积数据。

2. 成像范围(D)　一次集中成像的第一层面中点与成像最后一层面中点之间的距离。

3. 成像间隔(d)　连续两张重建图像的层面中心点间的距离，即螺距除以每周成像数，它决定重建图像横断层面之间的重叠模式，与扫描过程无关。当扫描层厚、扫描范围和扫描时间相同时，重建间距越小，部分容积效应越少，病变越清晰，所获得的影像数目也越多。

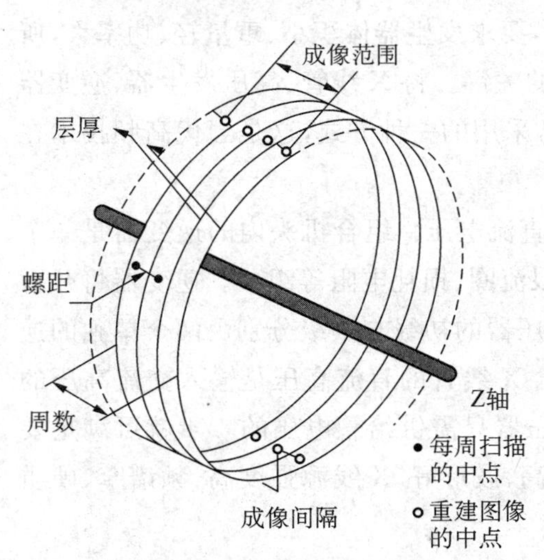

图4-3　螺旋扫描各参数的示意图

4. 床移动距离　一次采集中扫描床长轴方向移动的距离之和。

5. 周数(N)　一次数据采集中X线管的旋转周次。

6. 层厚(a)　由准直器限定的X线束的厚度。螺旋CT设备的层厚设置因机器生产厂家不同而略有不同，一般为1～10 mm。层厚的选择主要根据成像部位和检查目的。各参数的物理意义如图4-3所示。

7. 螺距(P)　X线管旋转1圈时，扫描床在水平方向移动的距离。

8. 螺距因子(P_f)　螺距与扫描层厚之比值。

可用以下公式表示：

$$P_f = P(\text{mm})/a(\text{mm})$$ 式(4-1)

9. 回顾性重建 螺旋CT的一个重要特性是回顾性重建。也就是说，先收集螺旋原始数据，然后可以在任何位置上对图像进行断层重建，这样重建出来的图像可以得到比传统扫描好得多的纵向分辨力。螺旋CT中纵向分辨力的改进与传统CT中时间分辨力的改进一样重要。

螺旋CT产生的图像数目取决于选择的成像间隔和床的移动。螺旋参数的选择主要包括层厚和螺距。不同于轴向扫描CT，螺旋CT可以进行回顾性重建，因此图像的数目可以在数据采集前设定，也可以在数据采集后设定。螺旋数据依据选择的成像间隔，可以在1周内重建出一个或多个图像。下列公式表明螺距P、每周成像数n和成像间隔d之间的转换关系：

$$n = P/d$$ 式(4-2)

螺距因子是一个无单位的参数，是螺距与层厚相除得到的因子，由它来确定螺距。螺距因子常选1、1.25、1.5和2，<1的螺旋因子也有采用，特别是在多层螺旋CT中，常用的有0.5、0.75等。当扫描层厚为10 mm、螺距为10 mm时，螺距因子为1；若扫描层厚为10 mm、螺距为5 mm时，则螺距因子为0.5；若螺距20 mm，则螺距因子为2。螺距1表示扫描层面间无间隔亦无重叠，螺距0.5表示扫描相邻层面间有1/2的重叠，螺距2表示相邻图像所覆盖区域之间有间隔。使用小的螺距可增加扫描原始数据资料的采集量而提高图像质量，但增加被检者曝光量和扫描时间。使用大的螺距，可在相同扫描时间内增加扫描范围或者在相同扫描范围内缩短扫描时间，但扫描层面所获得的数据资料减少，影响图像质量。

二、螺旋CT的插值算法

图4-4显示了传统CT与螺旋CT之间不同的扫描方式。传统CT在360°范围内扫描产生断层，扫描起点和终点重合，如图4-4A所示。而螺旋扫描由于扫描过程中床也在运动，扫描的起点和终点不在同一点，如图4-4B所示。在螺旋扫描中，如果直接用扫描的原

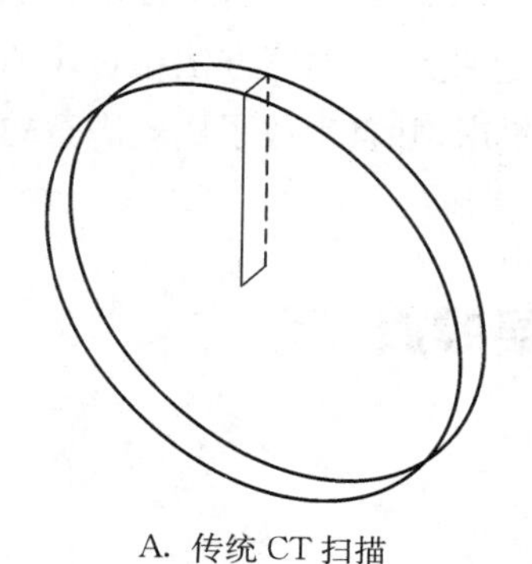

A. 传统CT扫描　　B. 螺旋CT扫描

图4-4 不同的扫描方式

始数据重建图像将产生条形伪影，如图4－5A所示。为了去除这类伪影，同时为了重建扫描体积内任意位置的图像，必须从螺旋数据中合成某一闭合断面的数据。合成闭合断面数据最容易的方法是在选定的断面内，针对没有采集数据的位置，利用附近采集的数据进行加权平均进行补偿，最终得到完整的闭合断面数据，这种方法称为螺旋内插法，如图4－5B所示。

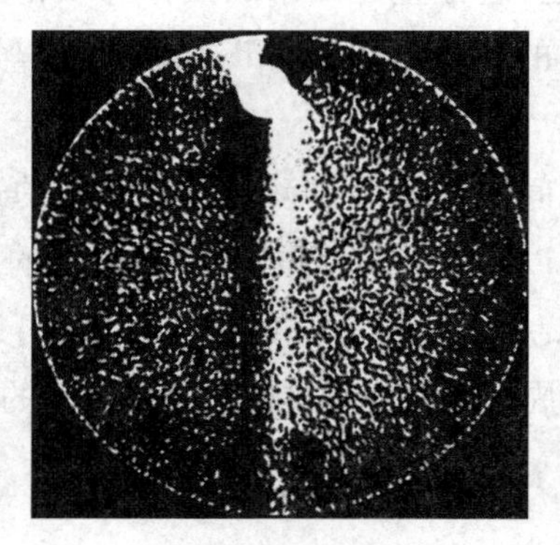
A. 插值算法前

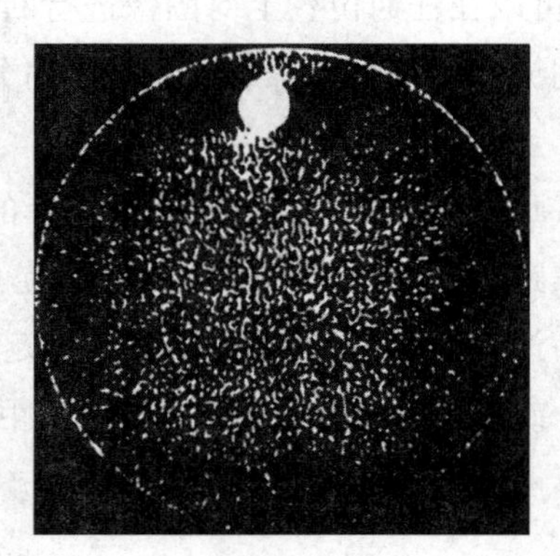
B. 插值算法后

图4－5 运用插值算法前后图像的改进

在各类螺旋原始投影数据插值方法中，线性插值使用最为广泛。典型的线性插值技术包括全扫描（full scan，FS）、次扫描（under scan，US）、插值全扫描（full scan with interpolation，FI）、半扫描（half scan，HS）、插值半扫描（half scan with interpolation，HI）、外插法半扫描（haif scan with extrapolation，HE）等方法。

FS方法是最简单的插值法。以360°范围收集原始投影数据，并且在滤波反投影之前没有经过修正。在US和HS插值方法中分别要求有一个到360°和180°的角度补偿。在FI方法中，通过对相邻的原始投影数据以同一方向进行线性插值，可以得到一组360°的平面投影数据，所以原始数据跨界了一个360°的角度范围。HI方法使用了足够的原始扇形数据，在相反的方向对相邻数据进行插值，将FI方法中所需要的720°的角度减少为HI方法中的360°加上两个扇形的角度。HE方法无需像HI方法那样要求对重建平面从不同的方向获得投影数据。在HE方法中，如果从平面的同一面获得相反的投影数据，则可以通过外插方法来估算相应的投影值。否则，就用HI方法中所用的内插方法。应用Kalender等选择的标示方法，FI和HI插值方法分别等同于360° LI和180° LI插值方法。在这些线性插值方法中，HI和HE方法被广泛使用，它们有效利用了原始数据，精确合成了平面投影，并且生成了比较满意的重建图像。

第四节 多层螺旋CT

一、多层螺旋CT的发展

多层螺旋CT常被称为多层CT。多层的称谓源自X线管旋转一周可以获得多个层面的图像。多层 CT 是与单层 CT 相对的概念，有的公司称之为多排探测器 CT，因为多层图像的获得得益于多排探测器阵列的设计。从广义上讲，多层 CT 的 X 线束宽度在 Z 轴方向上，从 1 cm 左右的宽度增加到几厘米甚至十几厘米，使得 X 线束从扇形线束扫描演变为锥形线束扫描。如图 4－6 所示，与单层 CT 设备相比，多层 CT 设备的主要特征是探测器在 Z 轴方向上数目大于 1，目前的探测器数目从几排到上百排不等。

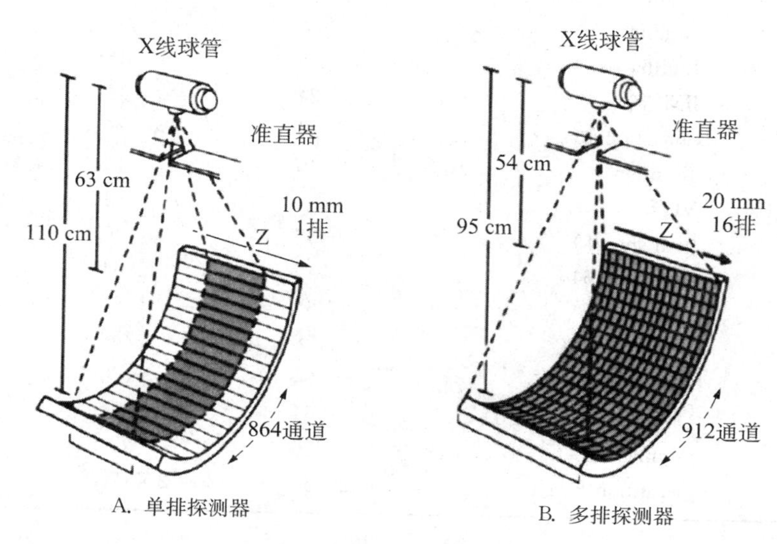

图 4－6 单层 CT(A)和多层 CT(B)的探测器分布示意图

1989 年，在滑环技术日益完善和成熟的基础上，螺旋 CT 设备投入临床应用。1994 年，双层螺旋 CT 的推出使 CT 设备进入多层螺旋扫描时代。多层螺旋 CT 的性能比单层螺旋 CT 的性能上了一个台阶，扫描覆盖范围更大，扫描时间缩短，Z 轴分辨力更高，可以得到更好的三维重建图像。之后数年，层数的不断增加成为各 CT 生产商角逐的热点。同时进行 4 层图像采集的 4 层 CT 设备在 1998 年北美放射年会上问世。2001 年，又推出了 16 层螺旋 CT。2004 年，64 层螺旋 CT 问世，加上三维工作站的应用，为临床医师开辟了新的领域。128 层、256 层 CT 也相继出现，心脏扫描得以实现，而且随着排数增多，其成功率不断提高。目前，最多的是东芝的 320 排 640 层螺旋 CT。但是，随着探测器排数的增多，探测器在 Z 轴覆盖的范围越来越大。例如，320 排探测器阵列，每一排探测器阵列厚度为 0.5 mm，Z 轴覆盖范围 160 mm。如此大的覆盖范围在临床上也会带来一些问题，如屋顶效应等。多层螺旋 CT 的发展，见表 4－1。

目前，各厂家的高端 CT 技术一改以往在层数发展上互相追逐的态势，而向不同方向发展。西门子先灵公司率先在 SOMATOM Definition 产品上使用两个 X 线源和两台探测器，同时进行两套数据采集，它也是世界上第一个双源 CT 系统。2008 年，美国通用公司在北美放射学年会上推出了宝石能谱 CT，从此能谱扫描在临床上不断开拓新的应用领域。

表4-1 多层螺旋CT的发展

生产商	产品型号	排数(D)	层数(M)	生产年份
Elscint	Twin	2	2	1994
GE	Lightspeed	16	4	1998
Marconi	Mx8000	8	4	1998
Siemens	Volume Zoom	8	4	1998
Toshiba	Aquilion	34	4	1998
GE	Lightspeed 16	16	16	2001
Philips	IDT 16	24	16	2001
Siemens	Sensation 16	24	16	2001
Toshiba	Aquilion	40	16	2001
GE	VCT 64	64	64	2004
Philips	Brilliance 40	52	40	2004
Siemens	Sensation 64	40	64	2004
Toshiba	Aquilion 64	64	64	2004
Philips	Brilliance iCT	128	256	2007
Siemens	Definition AS	64	128	2007
GE	Discovery CT750HD	64	64	2008
Toshiba	Aquilion ONE	320	320	2008
Siemens	Definition Flash	2×64	2×128	2008

相比于单层CT,多层CT的优点如下。

1. *体积覆盖范围大* 扫描速度在较宽的层厚条件下能够满足大面积的体积覆盖区域。这种特性对必须控制被检者运动的扫描显得尤其重要。在640层CT中,探测器排数为320排,每排探测器厚度为0.5 mm,扫描一圈可以覆盖16 cm。在外伤、胸腔、衰老症、儿科等领域一圈扫描即可满足要求。也可利用多层CT设备的快速扫描进行心电门控的研究。

2. *薄层扫描* 可以快速获取大量的薄层图像。三维图像重建时,获得更好的图像质量,如在CT血管造影和仿真内镜等领域更显其优势。

3. *延长球管寿命* 在球管冷却方面,多层CT设备对球管的冷却要求不高,这是因为在一定的mAs条件下可以增加扫描覆盖范围。通常在多层面扫描时,球管旋转一圈可以同时获得多层,因此扫描同样的范围需要的旋转圈数少,缩短球管工作时间,可以延长球管使用寿命。

二、多层螺旋CT的结构

多层CT的实现得益于多排探测器阵列的设计。首先需要介绍排和层两个概念。排是指CT探测器在Z轴方向的物理排列数目,即有多少排探测器,如图4-6,是CT的硬件结构参数;而层是指CT数据采集系统同步获得图像的能力,是同步采集图像的数目。因此,多层反映的是CT采集图像速度的能力,是我们更需要的;而多排是实现多层的物理基础。排与层之间有联系也有区别，它们的数目并不是一个简单的相等关系。

因为气体探测器较难实现在Z轴方向上的分割，多排探测器基本采用固态的闪烁探测器来实现。在多排探测器阵列的布局上，不同的公司设计上也有不同。

（一）均匀排列的探测器阵列

图4-7显示的是均匀排列的探测器阵列。以16排探测器阵列为例，每排探测器阵列厚度为1.25 mm。数据采集时，通过合并能够分别得到1.25 mm×4层、2.5 mm×4层、3.75 mm×4层或5 mm×4层的扫描模式，实现多种层厚的4层扫描。探测器排数一般大于层数，通过数据采集系统电子开关和数据采集通道的控制，可以实现不同扫描层厚的选择。但是，探测器排数并不总是大于层数。如64层CT，探测器阵列40排，为等厚度均匀排列，在扫描时仅用中间的32排探测器阵列，通过飞焦点配合Z轴分时采样技术，实现了同时64组数据的采集，从而得到64层图像的扫描。通过这样的技术，目前还可以实现64排128层、128排256层、320排640层的扫描模式。

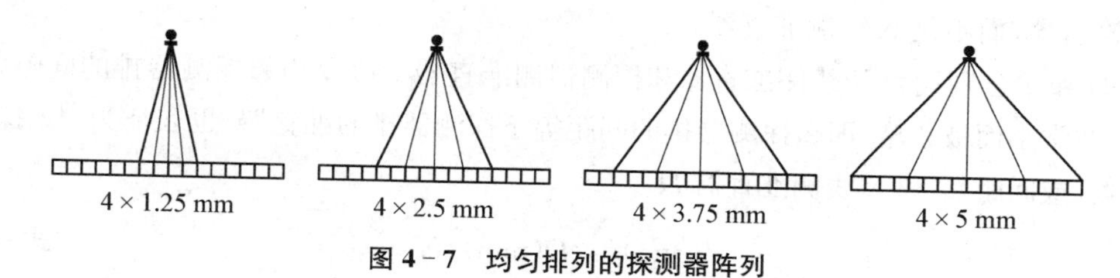

图4-7　均匀排列的探测器阵列

（二）非均匀排列的探测器阵列

另一种解决方案为非均匀排列探测器阵列，力图将盲区减到最小，这种设计称为自适应阵列。如图4-8所示，只有最里面的2排探测器有1 mm宽，离中心越远宽度越宽。数据采集时，通过合并能够分别得到1 mm×4层、2.5 mm×4层、5 mm×4层的扫描模式。

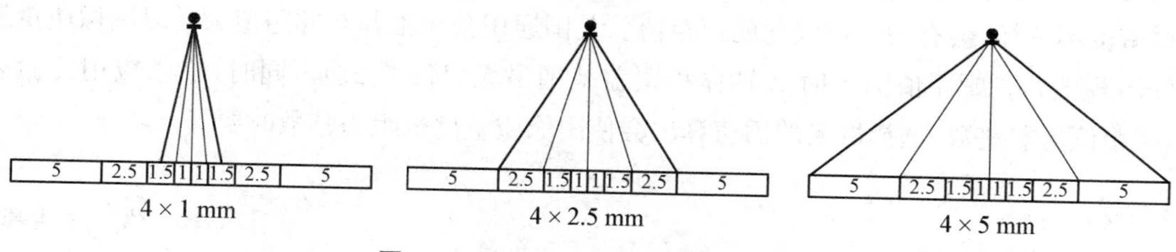

图4-8　螺旋CT的多排探测器系统

针对16层CT的探测器，有两种不同的探测器设计。一种是中间有16排探测器厚度为0.75 mm，两侧各有4排厚度为1.5 mm，一共24排探测器阵列，可以实现0.75 mm×16层和1.5 mm×16层两种扫描模式。另一种是中间有16排探测器厚度为0.5 mm，两侧各有12排厚度为1 mm，总计40排探测器阵列，可以实现0.5 mm×16层、1 mm×16层、2 mm×16层3种扫描模式。在层数相同的情况下，探测器排数越多，可以提供更多的层厚选择。

三、多层螺旋CT的参数

单层螺旋CT中，螺距因子的概念是X线管旋转一圈时床水平移动的距离除以层厚；多层螺旋CT的螺距因子可引申为X线管旋转一圈时床水平移动的距离除以成像层数与每排探测器准直宽度之积。

在单层CT设备中，X线侧准直器对Z轴体积覆盖范围和层厚有影响，层厚越大则体积覆盖范围性能越好，但Z轴分辨力降低。因此，在应用单层CT设备时，选择层厚要综合考虑Z轴体积覆盖范围和Z轴分辨力，在两者之间有一个权衡。在单层CT设备中，探测器侧准直器(后准直器)的作用是过滤散射线，有些CT设备甚至取消了探测器侧准直器。

多层CT由于采用了多排探测器，要求设备必须将总的X线束(X线侧准直器)分成几个子线束(称为探测器侧准直器或探测器排孔径大小)。因此，在多层CT设备中，X线侧准直器仍然决定Z轴体积覆盖范围。但与单层CT设备不同的是：决定Z轴分辨力(层厚)的是探测器侧准直器，而不是X线侧准直器。

用D和d分别代表X线侧准直器和探测器侧准直器。假设相邻探测器排的间隙(例如死区等)非常小而被忽略，那么探测器排的间距等于探测器排的准直器，也表征为d。探测器侧准直器(或间距)d和X线侧准直器D

$$d(\text{mm}) = D(\text{mm})/N \qquad \text{式(4-3)}$$

式中N代表探测器排的数目。由此可知，在单层CT中，$d=D$，并且两个参数可以互相替代使用。而在多层CT中，探测器侧准直器仅仅是X线束侧准直器的1/N，因此多层CT设备的Z轴体积覆盖范围和Z轴分辨力都优于单层CT设备。

与单层CT设备一样，多层CT设备与螺距的关系也是当螺距值增加时，系统性能会发生变化。但不同的是，两者的关系不呈线性关系；并且，在一定的螺距值时，由于沿着Z轴的采样密度不一样，会有一个最优化的螺距值。美国通用公司推荐在螺距值为3时图像质量最优(HS模式)，在螺距值为6时Z轴体积覆盖范围最大(HS模式)。同时，临床应用经验表明，螺距值为非整数，选择恰当的插值算法会使图像质量比螺距为整数时要好。

(李　伟　李占峰)

思考题

1. 相比传统CT，螺旋CT的优点有哪些？
2. 简述滑环的主要作用。
3. 简述多层与多排的区别。
4. 螺距因子的概念是什么？螺距因子的大小对CT图像质量有何影响？
5. 多层螺旋CT的优点有哪些？

第五章 CT 图像重建

CT图像重建的基本原理是依据X线通过介质时衰减的物理规律，根据各个方向上的投影值来求解成像层面上的衰减系数分布。求解出的衰减系数常以矩阵的形式来表示，构成数字图像矩阵。数字图像的基本单位为像素，代表了图像的最小单元，像素灰度值与衰减系数呈线性相关，最后数字图像经过数模转化后通过显示器显示。

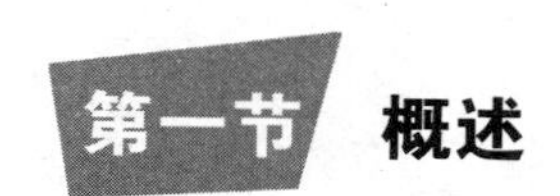

第一节 概述

一、图像重建理论的提出

1917年，奥地利数学家雷登提出了投影重建图像的理论，奠定了CT图像重建的基础，他证明了二维或三维的物体能通过其投影图的无限集合唯一地重建出来。CT所获得的是物体横断面图像，构成该断面的图像矩阵是由预先确定了大小的正方体元素组成的，生成的矩阵必须包含需要反映的目标。雷登解决了从函数的线积分求解出原函数的问题。由物体的一组横断面投影来重建横断面图像是一种独特的处理方法，已被广泛应用于放射学、非破坏性工业测试和数据压缩等许多领域，显示了重要价值。CT是图像重建在医学上获得的最重要的应用之一。20世纪70年代后期和80年代初期，随着医用CT的发展，重建方法的研究得到了极大发展，使CT在运算复杂度、空间分辨力、时间分辨力、噪声和伪影消除、临床适用性和灵活性等方面得到很大的提高。

二、图像重建的实质

图像重建主要是由计算机来求解图像矩阵，在求解过程中应满足图像重建的基本要求。①图像重建应不失真地反映原被测人体断面上的图像信息。②图像重建要在尽可能短的时间内完成。由于CT的图像重建是经过计算而重新构造的图像，这样计算时间要尽可能短。

③图像重建要在理论和技术上可行。图像重建从理论上讲是一个数学问题，在实际应用中要能够具体实现，也就是不单纯追求重建图像的完善，而要根据现有的工程技术水平能得以实现，以满足临床诊断的要求。

CT重建问题可以描述为：已知物质的X线衰减系数的线积分，如何求解它的射线衰减系数分布。重建的目标可以认为是求解一个二维分布函数，该函数表示物质的X线衰减系数分布。对于断层重建的问题可以这样描述：假定已经测量得到一系列数据，即沿不同角度、与等中心不同距离的衰减系数的线积分，基于这些数据如何估算扫描物体的衰减系数分布。为避免数据冗余，假定测量按照以下顺序进行：首先沿互相平行且均匀排列的直线进行测量，这样得到的一组样本称为投影。旋转一个微小的角度，重复以上测量便得到另一个投影，反复进行直至完成一圈360°（理论上只需180°）扫描，得到一个投影集。在此过程中，相邻投影之间转角增量保持不变，扫描物体静止不动。

CT成像为了采集形成图像的透射数据，X线管与探测器被安置成同一直线做线性水平移动，逐行扫描采集的数据在扫描进行时存入计算机。CT扫描过程中采集到的投影数据是输出射线与输入射线强度比值的对数，在数值上等于沿射线方向上物质的衰减系数线积分。探测器要求可以测量百分之几级别的X线吸收系数的变化（相当于脂肪、肌肉与其他组织之间的微小差别）。

三、图像重建的误差

CT重建问题不局限于在理想条件下从投影值推导得到图像，对于实际应用中的CT，由于存在测量误差，在重建之前必须对采集到的投影数据进行预处理。投影数据的测量误差与X线束能谱、散射线问题、探测器和数据采集系统的非线性、扫描物体的移动等诸多因素有关。①X线束能谱的影响。在经典重建算法中假设X线束是单能的（X线源发射出来的光子具有同一能量），而在实际应用中X线束是连续能谱。X线球管产生的X线具有很宽的能谱，例如当管电压选择为120 kV时，X线光子能量介于10～120 KeV之间，而物质的X线衰减系数随射线能量的不同而变化。在这种情况下，不进行射线能量校正而直接计算衰减系数显然是不正确的。②散射线影响。假定所有到达探测器的都是初级X线光子，然而实际检测到的信号中有一小部分由散射线引起。散射线对吸收系数计算结果的影响相当于低能射线对吸收系数的影响，不但导致重建图像中CT值的误差，还会产生不同表现的伪影。虽然从X线管出来的射线经过滤过器过滤，准直器准直，但期间产生的散射线不能够完全消除，因此会被探测器接收，从而导致重建误差。③探测器和数据采集系统的非线性。探测器与所有的电子元件一样，其性能和状态受温度等因素的影响。某些闪烁晶体探测器，如钨酸镉（$CdWO_4$），具有明显的滞后现象或辐射损伤现象，使得探测器的输出有赖于之前受到的辐射。尽管辐射损伤经过一定时间后会自我修复，但是极大影响连续扫描。④扫描物体的移动。接受检查的患者在扫描过程中并非完全静止不动，在图像中会出现运动伪影。⑤此外，还有许多导致测量误差的因素，如焦点外的X线辐射、扫描物质中金属的存在、X线量不足、机架未对准、扫描过程采样不足、部分容积效应、球管焦点漂移、机械不稳定、球管转子颤动等。

第二节 CT 图像重建的理论

一、采样几何与弦图

投影采样几何(projection sampling geometry, PSG)是 CT 所有投影数据集合的几何形状的总称。第一代和第二代 CT 的投影由一组平行 X 线束扫描得到,称之为平行投影。第三代和第四代 CT 的投影由同一焦点产生的 X 线同时扫描得到,射线呈扇形,称之为扇形投影。对于第三代 CT,某一时刻探测器采集到的数据组成一个投影,焦点即为 X 线源。而第四代 CT 稍微复杂一些,投影是由某一探测器单元对应不同球管位置的数据组成。多层 CT 的投影采样几何是锥形投影,由若干共焦点的扇形投影组成,所有扇形中最多只有一个与机架旋转中心轴垂直,其余扇形与该轴形成一个倾角,必须经过坐标转换,否则将导致伪影的产生。

从平行投影到锥形投影,投影采样几何越来越复杂,相应的重建模型也越来越复杂。平行投影有许多种描述投影的方法,最常用的是弦图(sino-gram)。如图 5-1 所示,弦空间的横轴表示探测器单元,纵轴表示投影角度,一个单位投影表示为平行于横轴的直线上的一个样本集。这样,在不同扫描角度所采集到的数据组成一幅二维图像,其像素值的大小(即亮度)代表对应的投影样本的数值大小。

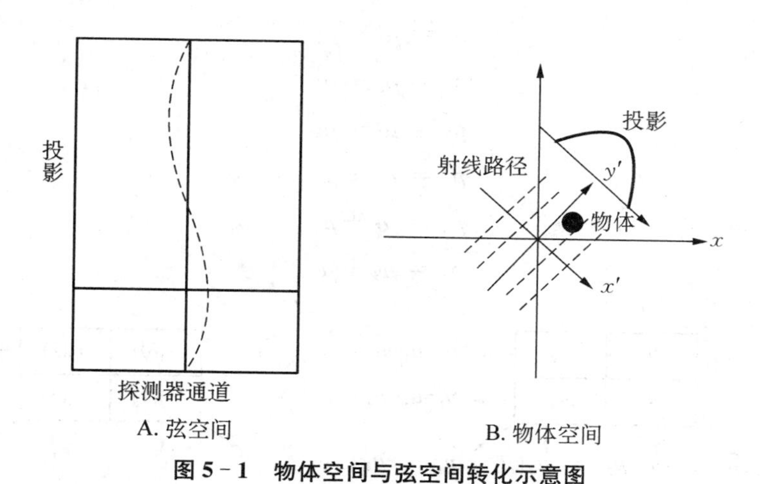

图 5-1 物体空间与弦空间转化示意图

定义旋转坐标系为(x', y'),其 y' 轴平行于 X 线方向。对于被扫描物体中某个点,弦空间的投影表达式用极坐标(γ, φ)来表示,则该点在 x' 轴上的位置为:

$$x' = \gamma\cos(\phi - \beta) \quad \text{式(5-1)}$$

β 表示两坐标系的夹角。式(5-1)说明点在弦空间是正弦曲线。将物体看作许多点的集合，它在弦空间中就是一系列正弦曲线的重叠图像。图5－2A是一个头骨的Shepp-Logan模型(国际通用)图像；图5－2B是对应的弦图，中间曲线密度较高，上下曲线密度较低。

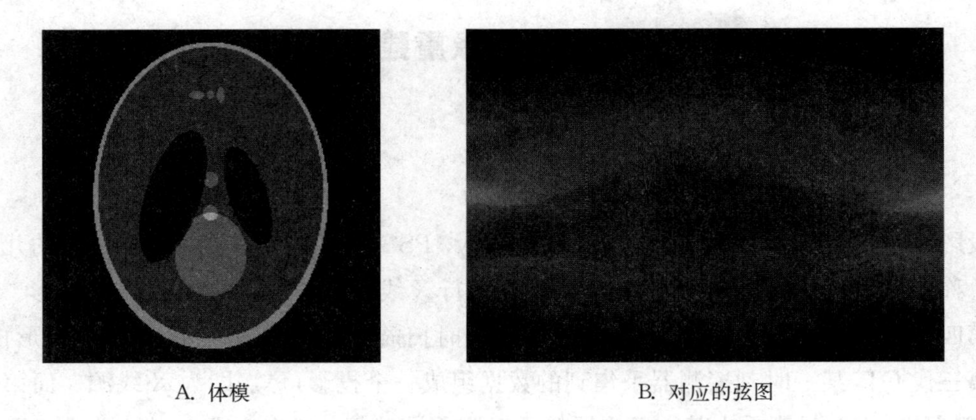

图5－2 头骨的Shepp-Logan模型与对应的弦图

二、图像重建算法的种类

(一) 直接矩阵变换法

直接矩阵变换法是CT图像重建常用的算法。如图5－3所示，假定某物体在扫描面上由4个均匀的部分组成，X线衰减系数分别为μ_1、μ_2、μ_3、μ_4，并已得到它们在水平、垂直和对角方向的积分。那么，就可以用6个方程构成一个独立的方程组。

$$\begin{aligned} p_1 &= \mu_1 + \mu_2 \\ p_2 &= \mu_3 + \mu_4 \\ p_3 &= \mu_1 + \mu_3 \\ p_4 &= \mu_1 + \mu_4 \\ p_5 &= \mu_2 + \mu_4 \\ p_6 &= \mu_2 + \mu_3 \end{aligned} \qquad \text{式(5－2)}$$

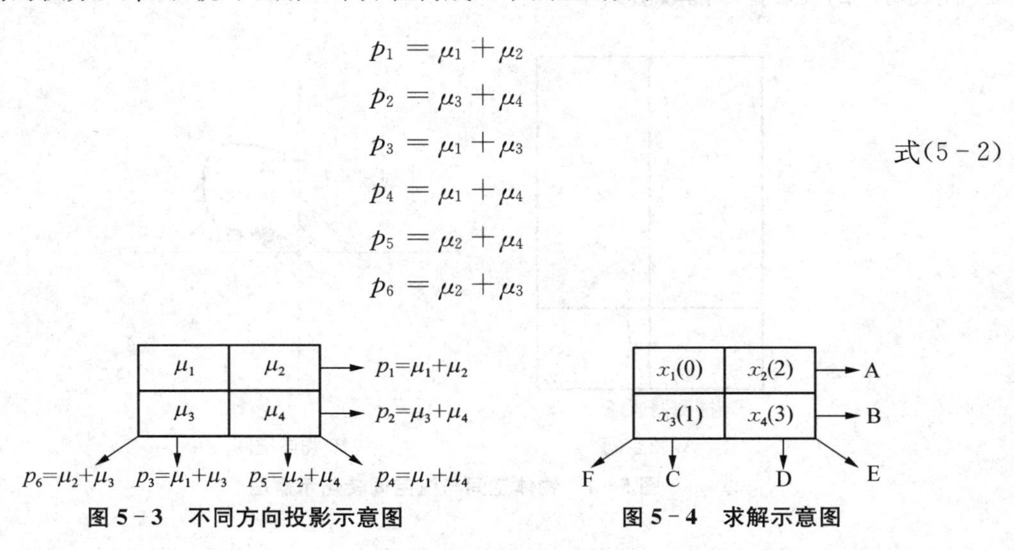

图5－3 不同方向投影示意图 **图5－4 求解示意图**

对于构成物体的N×N个体素，只要投影数据即方程数量足够，同样可求解得到每一体素的X线衰减系数。在求解方程组时有多种方法，其中之一是直接矩阵变换法。假定图像单元由4个未知数构成，为了求出这4个未知数，至少要有4个独立的线性方程，求解示意图如图5－4所示。可得到如下的方程组：

$$
\begin{aligned}
&\text{射线和 A}: x_1 + x_2 = 2 \\
&\text{射线和 B}: x_3 + x_4 = 4 \\
&\text{射线和 C}: x_1 + x_3 = 1 \\
&\text{射线和 D}: x_2 + x_4 = 5 \\
&\text{射线和 E}: x_1 + x_4 = 3 \\
&\text{射线和 F}: x_2 + x_3 = 3
\end{aligned} \qquad \text{式(5-3)}
$$

从这6个方程,可以得到:

$$A + B = C + D$$

即:

$$
\begin{aligned}
A &= C + D - B \\
B &= C + D - A \\
C &= A + B - D \\
D &= A + B - C
\end{aligned} \qquad \text{式(5-4)}
$$

由射线和A、C得:

$$x_2 - x_3 = 1 \qquad \text{式(5-5)}$$

上式与射线和F相加,得:

$$2x_2 = 4,\ x_2 = 2 \qquad \text{式(5-6)}$$

分别代入射线和A、C、D得:

$$
\begin{aligned}
x_1 &= 2 - x_2 = 0 \\
x_3 &= 1 - x_1 = 1 \\
x_4 &= 5 - x_2 = 3
\end{aligned} \qquad \text{式(5-7)}
$$

一般而言,在实际问题中,如果同时存在足够多的线性方程,则可以采用矩阵逆转法求解这些方程。但这种方法有如下缺点:①方程数多于未知数;②这些方程可能包含不正确的因素(噪声和患者身体移动);③矩阵中有过多的图像单元时,这种方法计算时间太长。

(二)傅里叶变换法

为了简化求解,常用变换分析法。傅里叶变换是解析法的一种,在图像矩阵求解与图像投影的傅里叶变换的基础上完成图像重建。当布瑞斯维尔第一次运用傅里叶变换重建图像时,运算十分复杂,耗时长。随着快速傅里叶变换和高速计算机的出现,二维傅里叶变换才得以广泛应用。快速傅里叶变换既简单又迅速,在提高图像重建速度方面具有很大优势。

1. *傅里叶变换重建图像的基本原理* 傅里叶变换的基本原理:一个三维(二维)物体的二维(一维)投影的傅里叶变换精确地等于物体的傅里叶变换的中心截面(中心直线)。当投影旋转时,其傅里叶变换的中心截面(中心直线)随之旋转。因此,重建图像的过程是首先将在不同角度不同位置的投影变换组合构成物体完整的傅里叶变换，然后通过傅里叶逆变换重构物体。

2. *傅里叶层厚定理* 为了便于阐述，如图5-5所示，我们把重建目标函数记为 $f(x, y)$，在 θ 角度采集到的平行投影记为 $p(t, \theta)$。其中 t 表示投影线到机架旋转中心的距离。断层重建的基本定理通常被称为傅里叶层厚定理，可以描述如下：目标函数 $f(x, y)$ 在 θ 角平行投影的傅里叶变换等于 $f(x, y)$ 的二维傅里叶变换上同角度的一个切片。首先观察投影平行于 y 轴的情况，即：

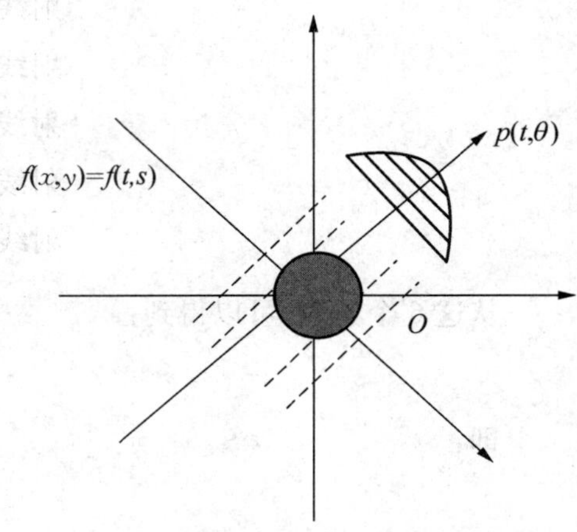

图5-5 原始坐标系和旋转坐标系示意图

$$p(x, 0)=\int_{-\infty}^{\infty} f(x, y) \mathrm{d} y \quad 式(5-8)$$

两边同时对 x 求傅里叶变换，得：

$$p(u)=\int_{-\infty}^{\infty} p(x, 0) e^{-j 2 \pi u x} \mathrm{d} x=\int_{-\infty}^{\infty} \int_{-\infty}^{\infty} f(x, y) e^{-j 2 \pi u x} \mathrm{d} x \mathrm{d} y \quad 式(5-9)$$

再对原函数 $f(x, y)$ 做二维傅里叶变换，求其在 $v=0$ 时的值：

$$F(u, v)\left.\right|_{v=0}=\int_{-\infty}^{\infty} \int_{-\infty}^{\infty} f(x, y) e^{-j 2 \pi(u x+v y)} \mathrm{d} x \mathrm{d} y\left.\right|_{v=0}=\int_{-\infty}^{\infty} \int_{-\infty}^{\infty} f(x, y) e^{-j 2 \pi u x} \mathrm{d} x \mathrm{d} y$$

式(5-10)

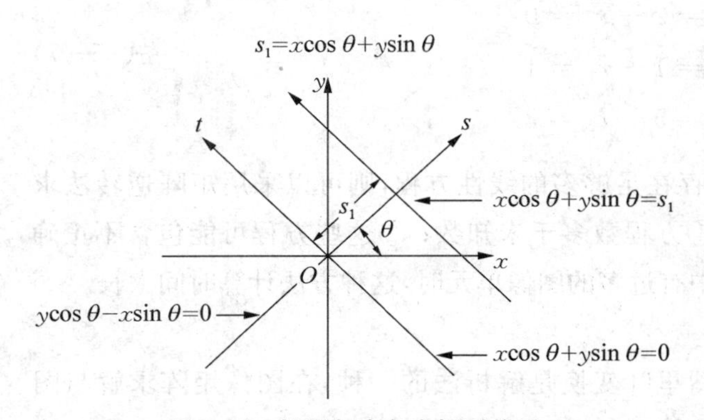

图5-6 投影与直角坐标系关系

比较式(5-9)和式(5-10)的右边，发现它们相等，这说明在视角 $\theta=0$ 时结论正确。由于坐标系是任意选择的，当把坐标系旋转一个角度时，以上结论同样是正确的。因此，目标函数在任意角度投影的傅里叶变换，等于它的二维傅里叶变换在同方向上的切面。

傅里叶层厚定理也可采用以下方法直接推导。如图5-6所示，假设一旋转坐标系，其 s 轴平行于投影方向，目标函数 $f(x, y)$ 在新坐标系中用 $f'(t, s)$ 表示，则两坐标系的关系如下：

图5-6中 $y=\tan\theta$ 的投影直线以及通过原点和离原点 s_1 的正交方向的积分直线 $y=-x/\tan\theta$

$$\begin{aligned} t &= x\cos\theta + y\sin\theta \\ s &= -x\sin\theta + y\cos\theta \end{aligned} \quad 式(5-11)$$

投影 $p(t, \theta)$就是函数 $f'(t, s)$沿 s 轴的线积分：

$$p(t, \theta) = \int_{-\infty}^{\infty} f'(t, s)\mathrm{d}s \qquad 式(5-12)$$

对投影 $p(t, \theta)$的变量 t 求傅里叶变换，得：

$$P(\omega, \theta) = \int_{-\infty}^{\infty} e^{-j2\pi\omega t}\mathrm{d}t\int_{-\infty}^{\infty} f'(t, s)\mathrm{d}s \qquad 式(5-13)$$

对上式右边进行坐标变换，从积分学的一般理论我们知道两个坐标系的微分面积有以下关系：

$$\mathrm{d}s\mathrm{d}t = J\mathrm{d}x\mathrm{d}y = \begin{vmatrix} \frac{\partial t}{\partial x} & \frac{\partial s}{\partial x} \\ \frac{\partial t}{\partial y} & \frac{\partial s}{\partial y} \end{vmatrix} \mathrm{d}x\mathrm{d}y \qquad 式(5-14)$$

其中 J 是 Jacobian 行列式。综合上述，得：

$$P(\omega, \theta) = \int_{-\infty}^{\infty}\int_{-\infty}^{\infty} f(x, y)e^{-j2\pi\omega t(x\cos\theta + y\sin\theta)}\mathrm{d}x\mathrm{d}y \qquad 式(5-15)$$

投影的傅里叶变换 $P(\omega, \theta)$与原函数 $f(x, y)$的傅里叶变换有如下关系：

$$F(u, v) = \int_{-\infty}^{\infty}\int_{-\infty}^{\infty} f(x, y)e^{-j2\pi t(ux+vy)}\mathrm{d}x\mathrm{d}y \qquad 式(5-16)$$

注意到以上两式中右边项很相似，如果 $u = \omega\cos\theta$ 和 $v = \omega\sin\theta$，那么它们就完全等同，就有以下关系式：

$$F(\omega\cos\theta, \omega\sin\theta) = P(\omega, \theta) \qquad 式(5-17)$$

在傅里叶空间，变量 $u = \omega\cos\theta$ 和 $v = \omega\sin\theta$ 定义了一条穿过原点且与 u 轴成 θ 角度的直线。至此证明平行投影的傅里叶变换是原函数的傅里叶变换的一个切片，该切片的角度与投影相同。

傅里叶层厚定理说明，从每个投影都可以得到目标函数的二维傅里叶变换的一条直线。如果在 $0 \sim 2\pi$ 上获得足够的投影，那么就可以得到所要重建目标函数的傅里叶空间的所有值。只要进行傅里叶逆变换，就能得到目标函数。断层重建过程就是一系列的一维傅里叶变换之后的二维傅里叶逆变换。

3. *傅里叶分析的图示法* 傅里叶分析的理论基础是：任何二维函数 $f(x, y)$可以表示为正弦波和余弦波的和，且在横切平面的各个方向上传播。每一个谐波的幅度称为傅里叶系数。这些正弦波的幅度用傅里叶系数 $F(K_x, K_y)$来表示。

傅里叶重建的理论基础是：图像的傅里叶系数与投影的傅里叶系数有关，如下：

$$F(K_x, K_y) = P(K, \varphi) \qquad 式(5-18)$$

式中，

$$\phi = \tan^{-1}(K,\ \phi) \quad K = \pm\sqrt{K_x^2 + K_y^2} \quad 式(5-19)$$

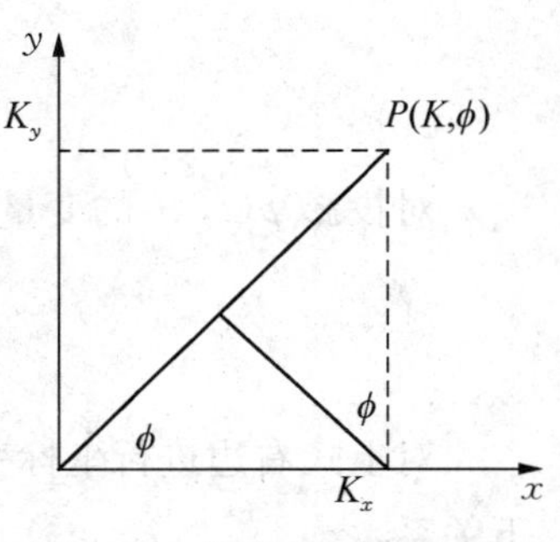

图 5-7　角度 φ 与傅里叶级数的关系

说明：如图 5-7 所示，$P(K,\ \varphi)$为需要重建的图像在 φ 角度上的投影，K 为在 φ 角度上投影的幅度，K_x 为 K 在 x 轴上的投影，K_y 为 K 在 y 轴上的投影，$F(K_x,\ K_y)$为在相同角度上投影的傅里叶系数。

如果知道了 K_x，K_y 及 φ，则：

$$K = K_x\cos\phi + K_y\sin\phi = \pm\sqrt{K_x^2 + K_y^2} \quad 式(5-20)$$

$$\phi = \tan^{-1}(K_y/K_x) \quad 式(5-21)$$

因此，图像的傅里叶系数可以从投影的系数得到，而且能够再综合成该图像。下面举例说明由投影的傅里叶系数得到图像的傅里叶系数的重建过程。如图 5-8 所示，首先对一个目标物体进行 x 轴和 y 轴方向上的投影。计算 x 轴和 y 轴方向上投影的傅里叶系数，也就是将各个投影进行一维傅里叶变换，将各个角度上的变换结果汇合起来。根据图像的傅里叶系数等于相同角度上投影的傅里叶系数的关系，可得到图像的傅里叶系数。因此，对傅里叶平面进行插值来提供一个矩形的傅里叶系数矩阵，最后进行二维傅里叶逆变换即可得到重建图像。

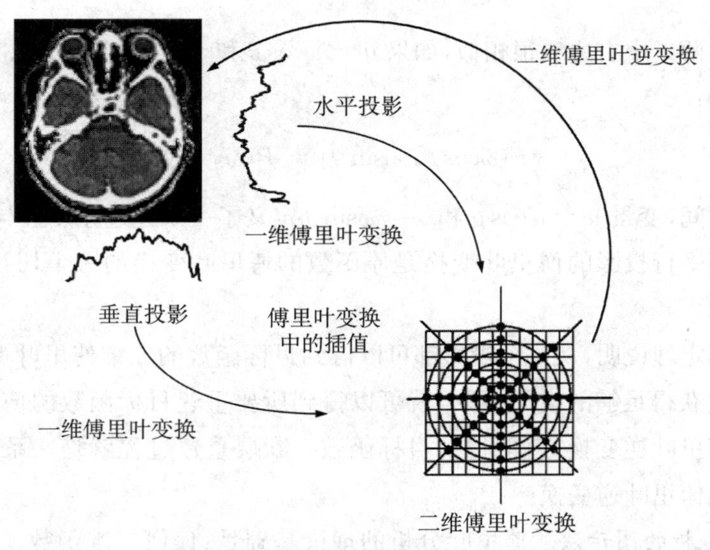

图 5-8　傅里叶变换重建过程示意图

4. *傅里叶变换的特点*　傅里叶空间中所采用的采样模式不是基于笛卡儿坐标系，因此要将极坐标系下的投影 $P(\omega,\ \theta)$转化成直角坐标系下的 $G(u,\ v)$。投影数比较少时，还需要进行内插。傅里叶层厚定理表明，单位投影的傅里叶变换刚好是对应的二维傅里叶空间中的一个切面，投影的样本就构成了极坐标网格点。因此，在做傅里叶逆变换之前必须对这些样本进行插值使之转换到笛卡儿坐标系下。在实空间，插值误差位于像素所在的小区域，但是在二维傅里叶空间，每个样本表示特定空间频率的强度，也就是说，傅里叶空间中某一样本的误差将影响整个图像。

此外，在傅里叶变换法中，对断层的投影做正交变换是一维的，但在求物体图像的逆变换时是二维的。因此，必须将 $G_0(u, v)$ 数据存储起来，等到全部 $G(u, v)$ 数据变换完整之后才能进行二维逆变换，难以实现实时图像重建。

目标重建是 CT 常用的一种技术，用于研究细小区域的精细结构。难以实现目标重建是直接傅里叶变换法的缺点之一。例如，头部 FOV 设置为 25 cm，如果要观察细节情况，则必须对感兴趣区(region of interest, ROI)做特殊处理。采用直接傅里叶变换法，$F(u, v)$ 中必须补上大量的 0，以完成在频域的插值运算。这样，对于很小的 ROI，傅里叶逆变换因矩阵太大而难以处理。因此，一种替代的方法势在必行，其中最常用的方法是滤波反投影法(filtered back projection, FBP)。

5. *傅里叶变换法的误差表示*　在傅里叶变换法中，重建的图像和实际图像之间有如下关系：

$$f_b(x, y) = f(x, y) * 1/r \qquad 式(5-22)$$

式中 $f(x, y)$ 为实际图像，$f_b(x, y)$ 为重建图像。

利用二维傅里叶变换，上式可以写成：

$$F_b(\rho, \theta) = F(\rho, \theta)/\rho \qquad 式(5-23)$$

式中的 $F_b(\rho, \theta)$ 和 $F(\rho, \theta)$ 分别是 $f_b(x, y)$ 和 $f(x, y)$ 二维傅里叶变换的极坐标形式，$1/r$ 的傅里叶变换为 $1/\rho$。因此，对 $1/r$ 产生的模糊，可以先将 $f_b(\rho, \theta)$ 进行二维傅里叶变换，然后对变换结果进行加权，得到图像真正的二维傅里叶变换公式：

$$F(\rho, \theta) = F_b(\rho, \theta)\rho \qquad 式(5-24)$$

(三) 滤波反投影法

滤波反投影法也是解析法的一种，这种方法消除了模糊因子 $1/r$ 的影响，并将二维傅里叶变换改为只进行一维傅里叶变换，既可校正失真，又可简化计算，提高了图像重建速度。采用卷积计算的滤波反投影法在目前 CT 成像装置中应用最为广泛，又称卷积反投影法(convolution back projection, CBP)。

1. *卷积(convolution)*　卷积计算是进行积分变换的一种有用方法。若 $u(x)$ 是 $v(x)$ 和 $\omega(x)$ 的卷积函数，则有：

$$u(x) = v(x) * \omega(x) = \int_{-\infty}^{\infty} v(x-t)\omega(t)\mathrm{d}t \qquad 式(5-25)$$

式中 * 为卷积符号。该式可理解为：函数 $u(x)$ 是函数 $v(x)$ 在 x 轴上平移为 $v(x-t)$ 后，再与 $\omega(t)$ 相乘的积分结果。卷积的计算过程可用图 5-9 表示。

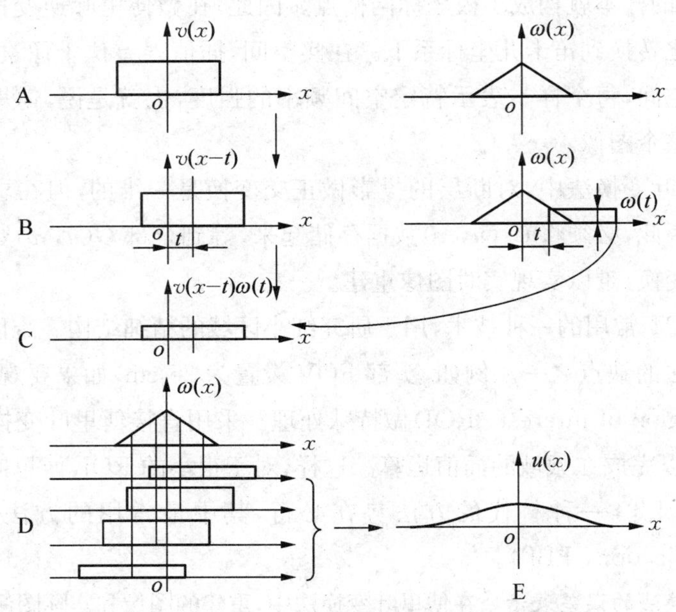

图5-9 方波与三角波函数卷积计算的图解

设$v(x)$为以坐标原点为对称的方波，$\omega(x)$为以坐标原点为对称的三角波，$v(x-t)$表示$v(x)$在x轴上向右移动距离t（图5-9B）；$v(x-t)\omega(t)$是$v(x)$在x轴上向右移动距离t后与$\omega(t)$的乘积[请注意，这里$\omega(x)$的值为$\omega(t)$，即$x=t$时的$\omega(x)$的值]，如图5-9C所示；t由$-\infty$到∞的整个取值过程中，$v(x-t)$与$\omega(t)$相乘的各个乘积是t取不同数值时的一系列幅度不同且又平移的方波（图5-9D）；所有各个乘积的求和或一系列方波的叠加组合即积分的结果，如图5-9E所示，这个结果就是方波函数$u(z)$和三角波函数$\infty(z)$卷积计算的结果。可见，卷积能把一个波形进行变换。

2. 反投影 前面对卷积计算的介绍中，用一滤波函数$\omega(x)$对投影函数$v(x)$进行卷积计算的例子就是一种滤波方法。滤波效果的好坏取决于滤波函数的选择。卷积反投影法的另一优点是每一次投影结束就可以通过计算机对投影函数作数学处理，待扫描结束之后，数据的处理和求解也随之很快完成，所以图像重建的速度很快。CT现在普遍采用的数学方法为卷积反投影法。

(1) 滤波反投影的基本原理：反投影法的公式如下。

$$f_b(x, y)=\int_0^{\pi}\mathrm{d}\theta\int_{-\infty}^{\infty}P_\theta(R, \theta)\cdot\delta(x\cos\theta+y\sin\theta-R)\mathrm{d}R \qquad \text{式}(5-26)$$

式中的投影$P_\theta(R, \theta)$用一维傅里叶逆变换代替，则：

$$P_\theta(R, \theta)=\int_{-\infty}^{\infty}F_1\{P_\theta(R, \theta)\}e^{j2\pi\rho R}\mathrm{d}\rho \qquad \text{式}(5-27)$$

即：

$$f_b(x, y)=\int_0^{\pi}\mathrm{d}\theta\int_{-\infty}^{\infty}\left[\int_{-\infty}^{\infty}F_1\{P_\theta(R, \theta)\}e^{j2\pi\rho R}\,\mathrm{d}\rho\right]\cdot\delta(x\cos\theta+y\sin\theta-R)\,\mathrm{d}R$$

式(5-28)

对 R 进行积分,上式可写成:

$$f_b(x, y)=\int_0^{\pi}\mathrm{d}\theta\int_{-\infty}^{\infty}F_1\{P_\theta(R, \theta)\}\left[\int_{-\infty}^{\infty}e^{j2\pi\rho R}\cdot\delta(x\cos\theta+y\sin\theta-R)\,\mathrm{d}R\right]\mathrm{d}\rho$$

式(5-29)

利用 δ 函数性质:

$$\int_{-\infty}^{\infty}e^{j2\pi\rho R}\cdot\delta(x\cos\theta+y\sin\theta-R)\,\mathrm{d}R=e^{j2\pi\rho(x\cos\theta+y\sin\theta)}$$ 式(5-30)

代入上式有:

$$f_b(x, y)=\int_0^{\pi}\mathrm{d}\theta\int_{-\infty}^{\infty}F_1\{P_\theta(R, \theta)\}e^{j2\pi\rho(x\cos\theta+y\sin\theta)}\,\mathrm{d}\rho$$ 式(5-31)

用 $|\rho|$ 同时乘除公式(5-31),可得:

$$f_b(x, y)=\int_0^{\pi}\mathrm{d}\theta\int_{-\infty}^{\infty}\frac{F_1\{P_\theta(R, \theta)\}}{|\rho|}e^{j2\pi\rho(x\cos\theta+y\sin\theta)}\,|\rho|\,\mathrm{d}\rho$$ 式(5-32)

式(5-32)中,$1/|\rho|$ 正是 $1/r$ 的傅里叶变换形式,即反投影重建图像 $f_b(x, y)$ 由于模糊因子 $1/r$ 造成图像模糊,使 $f_b(x, y)$ 与 $f(x, y)$ 有误差。式(5-32)用 ρ 的绝对值 $|\rho|$ 是因为在实际中 $f(x, y)$ 是实函数,有 $F(\rho, \theta)=F(-\rho, \pi+\theta)$ 的关系,而式中的积分范围包含了负值。

为消除模糊因子的影响,可以采取对每一投影的傅里叶变换值用 $|\rho|$ 加权,以产生不失真的重建图像,即求出:

$$f(x, y)=\int_0^{\pi}\mathrm{d}\theta\int_{-\infty}^{\infty}\frac{|\rho|\,F_1\{P_\theta(R, \theta)\}}{|\rho|}e^{j2\pi\rho(x\cos\theta+y\sin\theta)}\,|\rho|\,\mathrm{d}\rho$$ 式(5-33)

有:

$$f(x, y)=\int_0^{\pi}\mathrm{d}\theta\int_{-\infty}^{\infty}F_1\{P_\theta(R, \theta)\}\cdot|\rho|\,e^{j2\pi\rho(x\cos\theta+y\sin\theta)}\,\mathrm{d}\rho$$ 式(5-34)

这就是滤波反投影法的实质,即用投影的一维傅里叶变换 $F_1\{P_\theta(R, \theta)\}$ 与一维滤波函数 $|\rho|$ 进行有效滤波,消除 $1/r$ 干扰,并经傅里叶逆变换和反投影来重建图像。

为了明显起见,式(5-33)作一变换。将

$$e^{j2\pi\rho(x\cos\theta+y\sin\theta)}=\int_{-\infty}^{\infty}e^{j2\pi\rho R}\delta(x\cos\theta+y\sin\theta-R)\,\mathrm{d}R$$ 式(5-35)

代入式(5-33),得:

$$f(x, y) = \int_0^{\pi} d\theta \int_{-\infty}^{\infty} [F_1\{P_\theta(R, \theta)\} \cdot |\rho| \cdot e^{j2\pi\rho R} d\rho] \cdot \delta(x\cos\theta + y\sin\theta - R) dR$$

式(5-36)

$$F^{-1}[F_1\{P_\theta(R, \theta)\} \cdot |\rho|] = \int_{-\infty}^{\infty} [F_1\{P_\theta(R, \theta)\} \cdot |\rho| \cdot e^{j2\pi\rho R} d\rho$$ 式(5-37)

其中 $F^{-1}[\,]$表示傅里叶逆变换,即 $F^{-1}[F_1\{P_\theta(R,\theta)\} \cdot |\rho|]$是 $F_1\{P_\theta(R, \theta)\}$和$|\rho|$乘积的傅里叶逆变换。代入上式得:

$$f(x, y) = \int_0^{\pi} d\theta \int_{-\infty}^{\infty} F^{-1}[\{P_\theta(R, \theta)\} \cdot |\rho|] \cdot \delta(x\cos\theta + y\sin\theta - R) dR$$

式(5-38)

从式(5-36)中可以看出,求解重建图像吸收系数 $f(x, y)$的最终问题是如何计算投影一维傅里叶变换 $F_1\{P_\theta(R, \theta)\}$和滤波函数$|\rho|$乘积的傅里叶逆变换。

(2) 卷积计算的实现:根据傅里叶变换的卷积定理。

$$F^{-1}[F_1\{P_\theta(R, \theta)\} \cdot |\rho|] = P_\theta(R, \theta) * F^{-1}\{|\rho|\}$$ 式(5-39)

这说明在频域内,投影的傅里叶变换 $F_1\{P_\theta(R, \theta)\}$用$|\rho|$进行变换或滤波,等效于投影 $P_\theta(R, \theta)$与滤波函数$|\rho|$的傅里叶逆变换进行卷积计算。$|\rho|$的傅里叶逆变换在时域中可构造成滤波函数 $h(t)$,通过选取不同的滤波函数,对投影 $P_\theta(R, \theta)$进行有效滤波,达到满意的重建图像。由于 $h(t)$的选取是卷积计算的关键,故称之为卷积核(convolution kernel)。

卷积计算中存在的主要问题是如何确定空间滤波函数 $h(t)$,已知有两种著名的滤波函数,分别为 R-L 滤波函数 h_R 和 S-L 滤波函数 h_s。

h_R 滤波函数是 1971 年印度数学家拉曼乾德兰(G. N. Ramachan-dran)和拉克什默纳拉亚南(A. V. Lakshminarayanan)所建立的。它的表达式为:

$$h_R(n, a)\begin{cases} 1/4a^2 & n=0 \\ 0 & n\text{为偶整数} \\ -1/a^2n^2\pi^2 & n\text{为奇整数} \end{cases}$$ 式(5-40)

式中 a 为图像每个平行射线间的距离,n 为图像矩阵单列或单行的长度。h_R 滤波函数的优点是重建图像的轮廓较清楚,空间分辨能力高。其缺点是振动响应明显,特别是在物体吸收系数变化大的地方。

h_s 滤波函数是 1974 年由美国数学家谢普(L. A. Shepp)和洛根(B. F. Logan)所建立的。它的表达式为:

$$h_s(n, a) = -\frac{2}{a^2\pi^2(4n^2-1)} \quad n = 0, \pm 1, \pm 2, \Lambda$$ 式(5-41)

式中 a 为图像每个平行射线间的距离,n 为图像矩阵单列或单行的长度。h_s 滤波函数与

h_R 滤波函数相比，其优点是在不降低图像空间分辨能力的基础上，使图像变得比较平滑，特别适用于脑部 CT 图像重建。

图 5-10 显示了滤波反投影法的重建效果。

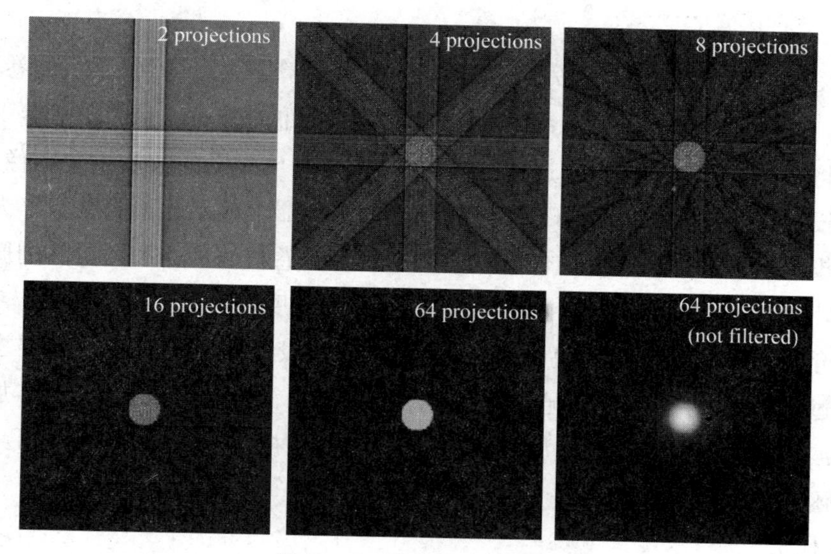

图 5-10 卷积的滤波作用

上面从理论上讨论了用卷积计算的滤波反投影法。卷积计算实现了由投影 $P(R,\ \theta)$ 和滤波函数 $h(t)$ 进行卷积，在 θ 角度一定时，投影 $P_\theta(R,\ \theta)$ 只是 R 的函数，可记为 $P(R)$，则 $P(R)\cdot h(t)$ 的卷积有：

$$P(R)\cdot h(R)=\int P(\tau)h(R-\tau)\mathrm{d}\tau \qquad \text{式(5-42)}$$

实际上 CT 数据采集，例如平移采集数据时，获取的是一条条射线束，是离散取样，即滤波函数 $h(R)$ 也是按离散形式给出。将式(5-42)写成离散情形下的卷积公式，并由积分式转化为求和式，则有：

$$P(n)\cdot h(n)=\sum_{k=0}^{N-1}P(k)h(n-k) \qquad \text{式(5-43)}$$

式中 $P(n)$ 和 $h(n)$ 分别代表 $P(R)$ 和 $h(R)$ 的离散函数；N 是图像矩阵 $N\times N$ 的单列或单行的长度。实现卷积计算的滤波过程的实例如下。

设采集数据长度 $N=256$，即要重建 256×256 图像矩阵的图像。$D_0,\ D_1,\ D_2,\ \cdots,\ D_{255}$ 为投影 $P(n)$ 在 $n=0,\ 1,\ 2\cdots,\ 255$ 时各点的值；$F_0,\ F_1,\ F_2,\ \cdots,\ F_{255}$ 为滤波函数 $h(n)$ 在 $n=0,\ 1,\ 2,\ \cdots255$ 时各点的值。按式(5-41)求解 $P(n)\cdot h(n)$ 的卷积值，记为：

$$CD_n=P(n)\cdot h(n) \quad (n=0,\ 1,\ 2,\ K \quad N) \qquad \text{式(5-44)}$$

可求出 $CD_0,\ CD_1,\ CD_2\cdots$，等值。式(5-44)可写成：

$$CD_0 = F_0D_0 + F_1D_1 + F_2D_2 + \cdots + F_{255}D_{255}$$
$$CD_1 = F_1D_0 + F_0D_1 + F_1D_2 + \cdots + F_{254}D_{255} \quad 式(5-45)$$
$$CD_2 = F_2D_0 + F_1D_1 + F_0D_2 + \cdots + F_{253}D_{255}$$
……

式(5-43)中考虑到滤波函数 $h(n)$ 的对称性,依此计算下去可得到 CD_{255} 的卷积值。

用 CD_0, CD_1, CD_2, …, CD_{255} 再构成经计算后的滤波投影值,就实现了卷积计算的滤波作用。当将所有方向上的投影都进行同样滤波后,按照反投影的方法重建图像,得到图像矩阵的最后投影值,转换成组织的CT值后,即可在显示器上显示出CT图像。为了加快卷积计算和反投影运算的速度,CT成像装置中采用了装有卷积处理器和图像阵列微处理器的专用计算机,利用硬件来提高卷积计算和反投影运算的速度。

在上述介绍的图像重建方法中,滤波反投影方法能较好地满足图像重建要求。但在实际图像处理过程中,还存在各种情况需要加以修正。诸如在相同的数学模型中,加入各种校正函数和滤波因子,如加权函数、阻尼因子、射束硬化效应校正等,这些运算均可采用构造不同的卷积核函数进行卷积计算。

(四) 迭代法

迭代法又称为逐步近似法,是一种求解矩阵方程时常用的方法。在图像重建领域中,迭代法最早的运用是布瑞斯维尔在1956年对太阳图像的重建。第一代脑部CT图像的重建就是应用代数迭代法。应用迭代法时,开始时可任意设出矩阵中的初值(一般都假设图像是均匀的),然后将计算值与投影实测值进行比较,并对计算值与实测值之间的差加以修正,然后一遍遍地重复,直到假设值与测量值一样或在允许的误差范围内为止。修正时用加法因子、乘法因子或最小二次方因子。迭代法已被深入研究多年,为讨论方便,先考虑二维的情况。二维迭代描述如下:设二维目标为向量 u,测量的投影值为 p。两变量通过系统矩阵 A 和误差向量 e 联系起来:

$$p = Au + e \quad 式(5-46)$$

系统矩阵 A 是由CT的几何结构、焦点尺寸和形状、探测器及其他重要物理参数决定的。误差向量 e 代表测量偏差或加性噪声,如探测器的电子噪声。重建过程就是根据测量的投影值 p 来估计 u,使得 u 和 e 满足特定的优化标准。估计过程是一个迭代的过程,一系列向量 $u(0)$, $u(1)$, …, $u(n)$,逐渐趋近于 u^*,即基于 p 的最优估计。对每一迭代参数 j,计算 $p(j)$,如下式所示:

$$p(j) = Au(j) + e \quad 式(5-47)$$

根据投影的计算值 $p(j)$ 与测量值 p 之间的差来修正估计值 $u(j)$,使两者的差缩小。一般地,在估计过程中对 $u(j)$ 有特定的限制,其中之一是非负性,这是由线性衰减系数的物理性质决定的。

常用的迭代重建法有 3 种：迭代最小二乘法（iterative least squares technique，ILST）、代数重建法（algebraic reconstruction technique，ART）、同时迭代重建法（simultaneous iterative reconstruction technique，SIRT）。迭代最小二乘法在迭代开始时对整个模型的全部投影进行计算，并对每次迭代同时做修正。代数迭代重建法被第一代 EMI 型 CT 所采用。它计算一个射线的总和并修正它，这些修正都合并到以后的射线总和中去，每次迭代对每个射线都重复此过程。迭代重建法对通过某点的所有射线都进行计算并修正，这些修正都包含在每一步计算中，每一点都要重复此过程。

上述 3 种方法中的每一种方法，可以在两种修正方法（加法和乘法）中选择一种加以修正。在加法修正中，分配到单元中的修正值与它们的加权因数成比例。在乘法修正中，每一单元接受一个与它现在密度成比例的修正值，其中最亮的单元得到最大的修正。这种方法是用测量值与计算射线和的比值去乘以现在的密度。两种方法中，加法修正比较常用。图像重建的目的就是通过投影值计算矩阵中每个元素的值。由于没有待扫描物体的任何先验知识，所以初始假设物体完全均匀。

迭代法的演算过程如图 5-11 所示。

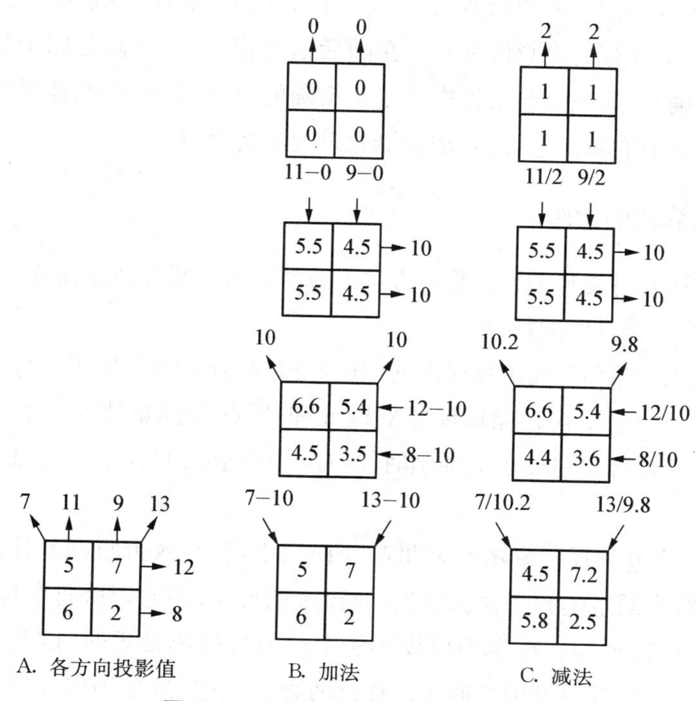

图 5-11　迭代法的加法和乘法示例

1. *加法修正示例*　以 2×2 矩阵为例，水平、垂直及对角的射线总和都表示在箭头所指处。①给出初始值（本例设为 0）；②在垂直列中的新的数相加，产生新射线和，并与初始测量的垂直射线和比较（11−0＝11 及 9−0＝9）。将结果均分后放入新单元中；③在新建单元中取水平方向投影，将它与待重建单元水平方向投影相比较（12−10＝2 及 8−10＝−2），并将结果均分后放入新单元中；④在45°及135°方向上投影，对角线上的射线和也重复上述过程并完成第一次迭代。

在本例中，第一次迭代就已经产生了一个完善的重建图像。在数据更复杂的情况下，可能不得不重复6～12次迭代才能使计算值与迭代值达到允许的水平。EMI公司第一个80×80矩阵的图像就是用迭代法得到的。每次迭代开始时，计算一个射线和并将修正值加到对这根射线有影响的所有点上去。

重复此过程，在每一个新的计算中总包含前面的修正值，直到全部投影中的所有射线都处理完为止，这就完成了一次迭代。如果每个投影每次都做修正，并在相连的投影之间用大量的小旋转角度，这种方法效果最好，并且不会与测量的顺序相混淆。一般在测量顺序中，相邻投影之间具有小的角度。这样保证了以后的修正是相互独立的，每次误差不会积累。

2. *乘法修正示例* ①对重建的单元选择一组初始值，一般选空白的屏幕或"灰色"的屏幕中的像素值；②将第一步假设的值乘以乘法校正值(校正值：测量垂直射线和计算垂直射线和)；③对水平及对角线射线重复此过程。

当所有单元及所有射线都经过校正后，第一步迭代便完成。需指出的是：迭代法与反投影法是十分相似的。首先，如果初始值是一个空白的屏幕中的像素值，第一次迭代就等价于反投影，因为此情况下计算的投影值为零。在随后的迭代中，一个修正因子是反投影。一个简单的迭代是不精确的，其原因与反投影法是不精确的原因相同，也就是说修正值不是有选择地加到那些需要该值的单元上，而是加到沿此射线的所有单元上。

三、各种重建算法的比较

下面简单地描述几种常见的CT重建方法的特性。假设投影数据是完全理想的，为简化评价难度，集中研究数学方面的特点。

1. *速度* 在速度方面，迭代法是最慢的，并且是在扫描完成后集中处理的。反投影法和傅里叶变换法对每一个投影在存储后便能立即处理，因此全部重建在最后一次投影完成后几秒内就能显示。对图像重建要求的准确时间取决于所应用的程序、计算机特性、图像大小以及投影数目。

2. *准确性* ①在卷积反投影法和傅里叶变换法中，存在频带限制和插入问题。当投影被取样或数字化时，高的空间频率存在损失，导致过调现象；但它以降低空间分辨力为代价，用各种预置卷积法进行补偿。在卷积反投影法中进行反投影处理时，以及在二维傅里叶变换法形成系数的矩阵时，都要求用内插法。在这两种情况中，虽然用取样理论保证准确插入是可能的，但比较费时，一般很少采用。如果插入间隔足够小，用线性插入法比较适用。②影响迭代法的两个数学问题：有限的迭代时间和不收敛可能性的出现(特别是存在噪声时)。在投影数据完全处于理想的情况下，迭代法可以给出很准确的结果。理想的投影数据总是有限的，这种由于数据的缺陷而引起的不准确性比由于重建算法而引起的不准确性更大，这也限制了迭代法的应用范围。

3. *不完全数据填充方法* 当数据不完全时,即数据不能完全决定图像时,迭代法是比较理想的。"完全的数据"表示未知密度的数目等于方程式的数目。但在某些情况下,必须从较少投影中重建图像。因此,图像重建程序必须对遗漏数据作一些假定。迭代法与其他方法(卷积反投影法和傅里叶变换法)在这方面的假设是不同的,卷积反投影法和傅里叶变换法假设遗漏的投影是与那些可获得的投影相似,并且要求额外、费时的内插去填入这些遗漏的数据。此外,迭代法假设图像尽可能光滑,与可获得的投影数据一致。因此,卷积反投影法和傅里叶变换法对具有良好对称性的物体很适用,而迭代法更利于处理对称性较差的物体。

(姚旭峰 范一峰)

思考题

1. CT重建的基本要求。
2. CT重建的基本方法,各种方法的优缺点。
3. 傅里叶重建算法的基本过程。
4. 迭代法的种类以及基本过程。
5. 滤波反投影的基本原理。

第六章 CT 扫描方式

这里所指的 CT 扫描方式不同于扫描类型，是根据所得图像的特点命名的扫描程序，也就是为得到不同的图像，将各种参数进行组合所得的扫描程序。其主要种类包括 CT 平扫、增强扫描和特殊扫描。

第一节 CT 平扫

CT 平扫是指静脉内不给含碘对比剂的扫描，通常用于初次 CT 扫描者。CT 平扫最重要的是掌握不同部位或器官以及兴趣区的层厚和层距技术；当层厚等于层距时即为连续扫描，相邻层面之间无间隙，当层厚小于层距时，两相邻层面之间留有空隙。层厚选择取决于受检部位或器官以及病灶大小。通常较大的器官选用层厚 1 cm，如脑、胸部、腹部等；鼻咽、颈部、胰腺、前列腺等通常用 0.5 cm 层厚；眼、喉、肾上腺通常用 0.2～0.3 cm 层厚；脑下垂体采用≤0.2 cm 层厚。如果在较大器官内发现了小病灶，即感兴趣区，则应对该区域进行 0.2～0.3 cm 层厚的扫描，以精确显示病灶的大小形态和密度，克服部分容积效应的影响。如层厚大，同一层面内含有两种以上不同密度而又互相重叠的物质，所得的 CT 值不能如实反映其中任何一种物质的 CT 值。病变组织如果比周围组织密度高，而病灶厚度又小于层面厚度，则测得的 CT 值比实际小。相反，则 CT 值比实际 CT 值要高。由于部分容积效应的影响，层面内不同结构物体的边缘轮廓如被斜行横断，则其轮廓由于 CT 值的不准确而显示不清，如侧脑室顶壁、膈顶、肾脏的上下极等。主要扫描种类如下。

一、普通扫描

普通扫描是 CT 扫描最基本的扫描方式。通常管电压 120～140 kV，管电流 70～260 mA，扫描时间 6～20 s，矩阵 512×512，层厚 5～10 mm，层距 5～10 mm，连续扫描。标准算法、软组织算法均可，对 CT 机没有特殊要求，在普通 CT 机和螺旋 CT 机上都可实施，螺旋 CT 扫描后得到容积数据。

CT 扫描一般先做普通扫描，必要时再选用其他扫描方法。

二、薄层扫描

薄层扫描(thin slice scanning)是指层厚<5 mm 的扫描方法。在普通 CT 机和螺旋 CT 机上都可实施，平扫和增强扫描均可。主要优点是减少部分容积效应。主要用途：①较小组织器官如鞍区、颞骨乳突、眼眶、椎间盘等，常规用薄层平扫；②检出较小病灶，如肝脏、肾脏等的小病灶，胆系和泌尿系的梗阻部位等，在普通扫描的基础上加做薄层扫描；③一些较大的病变，为了观察病变的内部细节，局部可加做薄层扫描；④拟进行图像后处理，最好用薄层螺旋扫描，扫描层面越薄，重组图像的质量越高。

薄层扫描因层面接受 X 线光子减少，噪声增大，信噪比降低，密度分辨力减低。为保证符合诊断需要的图像质量，通常需增大扫描条件。

三、重叠扫描

重叠扫描(overlap scanning)是指扫描设置的层厚大于层距，使相邻的扫描层面部分重叠的扫描方法。这种扫描方式在非螺旋 CT 中常用，目的是使相邻的扫描层面有部分重叠，避免遗漏病灶和提高图像后处理的质量。例如，扫描层厚 10 mm，层距 7 mm，相邻两个层面就有 3 mm 厚度的重叠。此方法对 CT 机没有特殊要求，管电压、管电流、扫描时间、算法、矩阵与普通扫描相同。优点是减少部分容积效应，易于检出小于层厚的小病变。缺点是扫描层面增多，增加患者的辐射剂量。一般只用于感兴趣区的局部扫描，以提高小病灶检出的机会，不作为常规的 CT 扫描方法。

四、靶扫描

靶扫描(target scanning)是指感兴趣区局部放大后再进行扫描的方法，又称放大扫描、目标扫描(图 6－1)。通常对检查部位先行一层普通扫描，利用此图像决定感兴趣区，局部放大(即缩小扫描视野)后进行薄层扫描。高档螺旋 CT 机上，通常采用扫描后小范围、大矩阵重建，以减小像素尺寸，提高空间分辨力。靶扫描图像增加了感兴趣区的像素数目，提高了

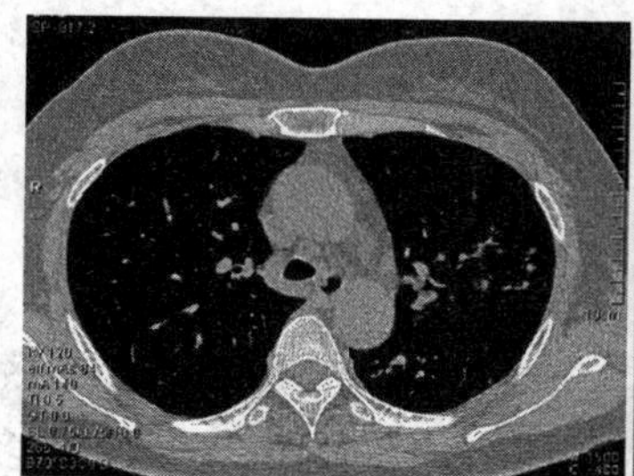

A. 普通扫描

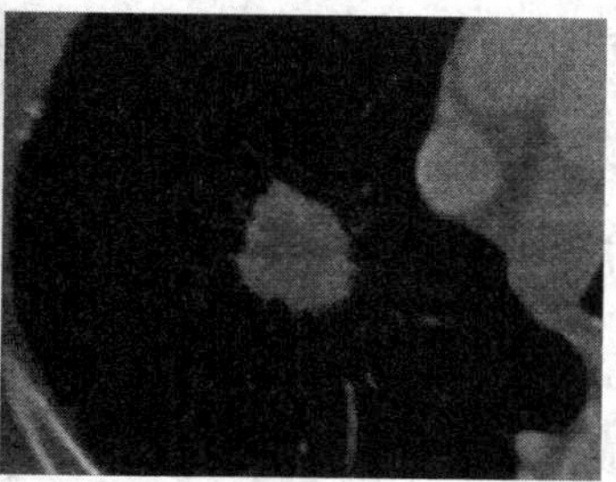

B. 靶扫描

图 6－1 普通扫描和靶扫描

空间分辨力；而普通扫描后的局部放大像，仅是感兴趣区的像素放大，数目不变，空间分辨力没有提高。靶扫描主要用于小器官和小病灶的显示，如蝶鞍、肾上腺扫描。对CT机没有特殊要求，扫描条件与普通扫描相同。

五、高分辨力扫描

高分辨力CT(high resolution CT，HRCT)扫描是通过薄层扫描，大矩阵、骨算法重建图像，获得具有良好的空间分辨力CT图像的扫描方法。管电压120～140 kV，管电流120～220 mA，层厚1～2 mm，层距视扫描范围大小决定，可无间距或有间距扫描，矩阵通常512×512，选用骨算法重建。此方法突出优点是具有良好的空间分辨力，主要用于小病灶、小器官和病变细微结构的检查。如肺部HRCT能清晰显示以次级肺小叶为基本单位的肺内细微结构，有助于诊断和鉴别诊断支气管扩张、肺内孤立或播散小病灶、间质性病变等(图6-2)。也可用于检查内耳、颞骨乳突、肾上腺等小器官。HRCT扫描因层厚小，需使用高的曝光条件。

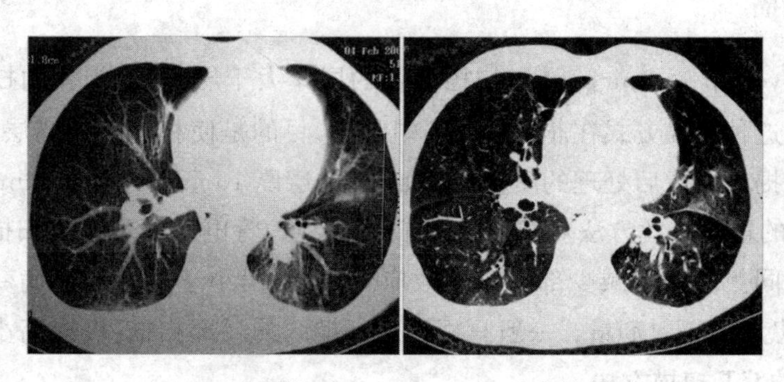

A. 常规扫描　　B. 高分辨力扫描

图6-2 肺部CT扫描和高分辨力CT扫描

六、图像堆积扫描

图像堆积扫描(stack slice scanning)是利用多个薄层扫描，通过图像叠加功能进行重建图像的检查方法。在普通CT机和螺旋CT机上均可实施。其方法是设置好扫描层厚及其他扫描条件，进行大mAs薄层无间距扫描或薄层螺旋扫描。然后选择叠加参数进行叠加重建。叠加后的CT图像信息量加大，信噪比得到改善，减少了伪影。可用于颅底部的CT扫描，有助于发现脑干和后颅窝的病变。

七、定量扫描

定量CT(quantitative CT，QCT)扫描是指利用CT扫描来测定某一感兴趣区内特殊组织的某一种化学成分含量的扫描方法。依X线的能级，分单能定量CT和多能定量CT。用于测定骨矿物质含量，监测骨质疏松或其他代谢性骨病患者的骨矿密度。扫描时患者第12

胸椎到第 3 腰椎椎体下面放置标准密度校正体模，体模内含数个已知不同密度的溶液或固体参照物。扫描后测量各感兴趣区的 CT 值，通过专用软件，与参照密度校正并计算出骨密度值。

八、容积扫描

螺旋 CT 应用后便提出容积扫描（volume scanning）的概念。通常所说的容积扫描指的是螺旋 CT 扫描后得到容积数据，由于采用滑环技术，X 线管和探测器可以不间断 360°旋转，连续产生 X 线，并进行连续的数据采集；同时，检查床沿 Z 轴方向匀速移动，因此所得数据无遗漏，便于小病灶的检出。严格意义上讲，普通 CT 扫描方式也可以实现容积扫描，只要层厚和间距相同，所得数据没有遗漏，就是容积数据。也可以进行三维重组，如图 6－3 用扫描头颅的数据进行三维重组。只是因为扫描时扫描和数据采集不连续，两次扫描进床时容易造成被检者移位，所以数据不连续。胸腹部器官和小病灶因扫描时被检者的呼吸运动，较易出现漏扫或重复扫描，一般不用扫描方式进行容积数据采集。

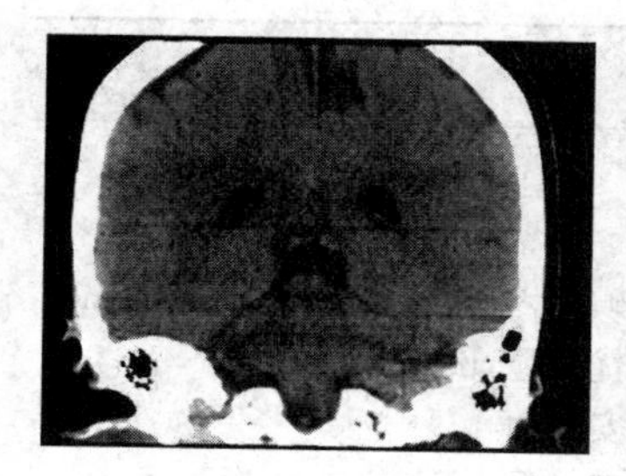

A. 冠状位

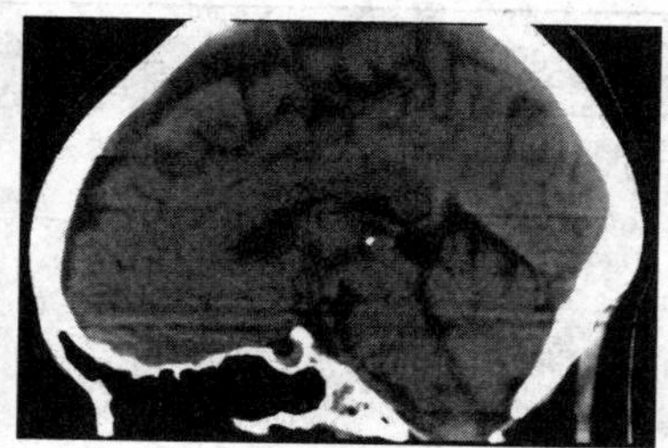

B. 矢状位

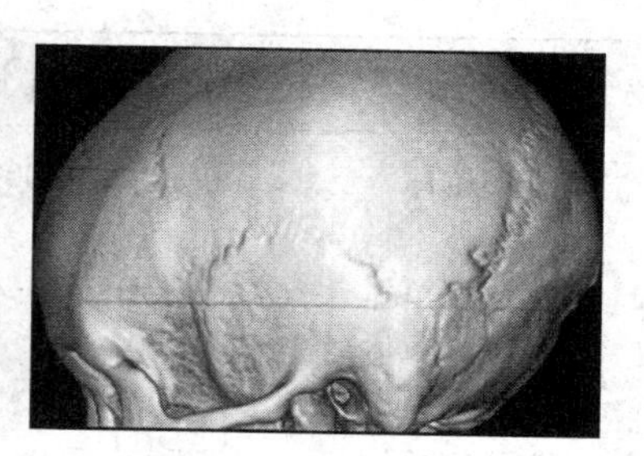

C. 颅骨三维重建

图 6－3　用扫描头颅的数据进行三维重组

九、低剂量扫描

低剂量 CT（low dose CT，LDCT）扫描指在保证诊断要求的前提下，降低扫描 X 线剂量进行 CT 扫描的方法，可以降低被检者 X 线吸收剂量，减少球管损耗。主要用于肺癌高危人群的普查和治疗后随访。低剂量 CT 扫描技术的临床应用，就是改变传统的扫描模式，针对患者的实际情况，制订不同的 CT 扫描方案，实现个性化 CT 扫描。

第二节　CT 增强扫描

静脉注射对比剂后的 CT 扫描称为增强扫描（contrast enhencement，CE）。增强扫描增加了组织与病变间密度的差别，更清楚显示病变与周围组织的关系及病变的大小、形态、范围，有助于发现平扫未显示或显示不清楚的病变；还可动态观察某些脏器或病变中对比剂的分布与排泄情况，根据其特点，判断病变性质。可观察血管结构及血管性病变等，临床应用普遍。

一、对比剂

（一）对比剂的类型

用于血管造影和CT增强扫描的水溶性碘对比剂与X线血管造影用对比剂基本相同，多为三碘苯环的衍生物。根据其分子结构在溶液中以离子或分子形式存在分为两型，以离子形式存在的称为离子型对比剂，以分子形式存在的称为非离子型对比剂。两种类型均有单体和二聚体之分。离子单体对比剂渗透压为1 500～1 600 mOsm/kg，非离子型单体对比剂渗透压为500～700 mOsm/kg。二聚体对比剂渗透压均比相应单体减半。对比剂的浓度多为300～370 mgI/ml。常用的对比剂名称及特性见表6-1。

表6-1 临床常用对比剂的名称及特性

结构	渗透压(mOsm/kg)	通用名称	英文名称	别名
离子型单体	1 500～1 600	泛影葡胺	meglumine diatrizoate	
非离子型单体	500～700	碘海醇	iohexol	碘苯六醇，欧乃派克，omnipaque
非离子型单体	500～700	碘普罗胺	iopromide	优维显，ultravist
非离子型单体	500～700	碘佛醇	ioversol	安射力
非离子型单体	500～700	碘帕醇	iopamidol	碘必乐，iopamiro
非离子型单体	500～700	碘比醇	iobitridol	

（二）对比剂不良反应和过敏反应

对比剂进入体内，有化学毒性、渗透压毒性、免疫反应、离子失衡、肝肾功能损害等毒性反应，部分患者还可以发生过敏反应，严重者出现休克、呼吸循环停止等。因此，一般须在增强扫描前做过敏试验。检查中一旦发生过敏反应，需要立即采取措施，对症治疗。

（三）对比剂的注射方法及用量

对比剂用量一般按体重计算，1.5～2 ml/kg。根据不同的检查部位、扫描方法、患者的年龄和体质等，其用量、流速略有不同。

对比剂通常通过手背静脉或肘静脉注射。注射方法有两种：一种是静脉团注法，此种方法应用广泛，以2.0～4.0 ml/s的流速注入对比剂50～100 ml，然后进行扫描。其血管增强效果明显，消失迅速。另一种是快速静脉滴注法，快速静脉滴注对比剂180 ml左右，滴注约一半时开始扫描。此方法血管内对比剂浓度维持时间较长，但强化效果不如团注法，不利于时相的选择和微小病变的显示，多用于扫描速度慢的CT机。

CT增强扫描通常使用高压注射器注入对比剂，便于准确、匀速地注入对比剂。高压注射器由注射头、控制台、机架和多向移动臂组成，对比剂和生理盐水抽入注射头上的针筒内，注射参数可在控制台上进行选择。注射参数通常包括注射顺序、对比剂注射速度(ml/s)、注射总量(ml)等。心脏冠状动脉、头颈部血管造影时,通常对比剂注射后需要注射生理盐水30～50 ml,以便将残留在注射管道中的对比剂注入体内。

二、常规增强扫描

常规增强扫描是指静脉注射对比剂后按普通扫描的方法进行扫描。在普通CT机、螺旋CT机上均可进行。一般采用静脉团注法注入对比剂,注射速度2.0～4.0 ml/s,注射总量50～100 ml。

三、动态增强扫描

动态增强扫描(dynamic contrast scanning)是指静脉注射对比剂后对感兴趣区进行快速连续扫描。对比剂采用团注法静脉注入。扫描方式如下。

1. *进床式动态扫描* 通常使用螺旋CT,对一组层面或整个脏器连续进行数次增强扫描。

2. *同层动态扫描* 可选病灶的最大层面或感兴趣层面,对该层面连续进行多次扫描。

动态增强扫描可以针对多次扫描的同一病灶测定CT值,将其制成时间密度曲线,以研究该层面病变血供的动态变化特点,借以诊断及鉴别诊断。

四、延迟增强扫描

延迟增强扫描(delayed contrast scanning)是在常规增强扫描后延迟一段时间再行感兴趣区扫描的方法。根据检查目的,可延迟7～15 min或4～6 h不等。此方法作为增强扫描的一种补充,观察组织与病变在不同时间的密度差异,可用于肝脏小病灶的检出、肝癌与肝血管瘤的鉴别,以及肾盂、膀胱病变的显示等。对CT机没有特殊要求。

五、双期和多期增强扫描

双期和多期增强扫描是指一次静脉注射对比剂后,分别于血供的不同时期,对欲检查器官进行两次或多次扫描。需在螺旋CT机上实施。扫描方法如下。

(1) 根据平扫选择增强扫描范围,设定不同时期的开始时间,扫描条件与平扫相同。

(2) 抽取对比剂80～100 ml,生理盐水30～50 ml,建立手背静脉通道。设定高压注射器注射参数,流速2～4 ml/s,团注法。

(3) 检查各项参数无误,同时按下注射开始键和扫描键,即按设置好的起始扫描时间对欲检查器官分别进行两次或多次扫描。

此方法可用于身体各个部位,利用螺旋CT机扫描速度快的优势,准确显示不同时期组织器官及病灶的血供特点,提高病灶的检出率和定性能力。各期扫描的扫描时机与脏器血液循环时间有关,也受年龄、体质、心肾功能、有无门静脉高压等因素影响。操作中要根据部位的不同，综合考虑各种因素，灵活选定扫描时机，才能获得最佳的增强图像。

CT扫描和增强扫描见图6-4。

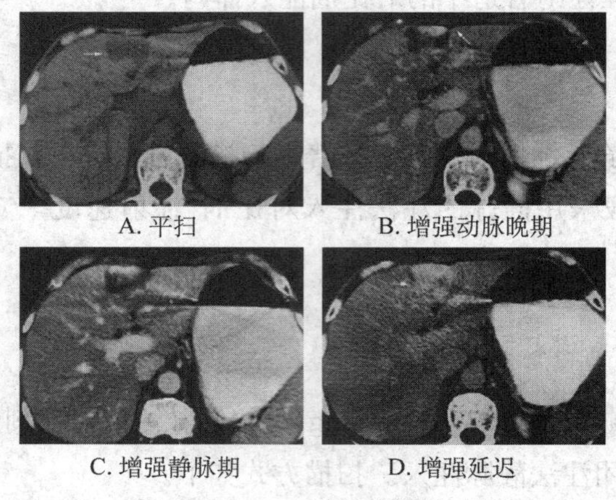

A. 平扫　B. 增强动脉晚期

C. 增强静脉期　D. 增强延迟

图6-4　CT平扫和增强扫描

六、低对比剂用量扫描

由于碘对比剂有肾毒性及过敏样反应，人们在满足诊断要求的情况下尽可能降低对比剂用量，包括降低对比剂用量、降低注射速度和对比剂浓度。碘对比剂的所有不良反应均与碘含量有关，总的碘注入量降低了，碘对比剂在血管或脏器内的峰值浓度降低，均可以有效降低不良反应的发生率，也能降低肾功能损害。这样做的弊端是缩短了碘对比剂在血管或脏器内的峰值持续时间，降低了峰值浓度，造成其CT值下降，允许的有效扫描时间窗减小。过去这种做法有很大局限性，仅在体重较小的被检者或对图像要求不太高的检查时应用。随着机器扫描速度的提高，以及一些新型技术的应用，降低对比剂用量检查的应用范围越来越广，因为扫描速度的提高可以在短时间内完成大范围的扫描，对对比剂的峰值持续时间要求降低。对于对比剂峰值浓度降低造成的常规扫描时含碘脏器CT值下降，一般的做法是降低管电压，以提高脏器CT值；提高管电流，以降低管电压降低引起的噪声增加。由于射线能量降低，可能引起受检者对辐射剂量的吸收比率增加；但是降低管电压后，辐射剂量降低幅度较大，所以被检者总的吸收剂量还是降低的。现在临床上应用的能谱CT扫描是一种新型扫描技术，利用管电压的瞬间切换技术重建出单电子能量的图像，最低可以重建出40 KeV的图像，可以在碘浓度很低的情况下得到满足诊断的血管图像。

七、造影CT扫描

造影CT扫描是指将某一器官或结构利用对比剂使其显影，然后再行CT扫描的方法。分为非血管造影CT和血管造影CT两大类。

1. 非血管造影CT　非血管造影CT应用非常普遍。如腹部检查时，口服对比剂以充盈胃和十二指肠，借以区分胃、十二指肠和其他器官、淋巴结，还可用于胃肠道病变的显示；盆腔检查时憋尿，并保留灌肠，以显示膀胱，区分肠道，有助于病变的发现等。有的增强扫描也可起到造影的效果，如延迟期扫描，膀胱可以充盈对比剂而显影。

2. *CT血管造影* CT血管造影类似增强扫描，经周围静脉快速注入对比剂后，在靶血管对比剂充盈的高峰期，经快速、薄层扫描，并经重建得到血管图像。

多层螺旋CT和双源CT的薄层、快速扫描给CT血管造影提供了设备保证。扫描获得的高空间、高时间分辨力容积数据经重建、重组后，可以充分显示血管形态、走行、分布、管腔狭窄与扩张等，并可通过分析软件进行多种分析。目前广泛用于全身各大血管，如主动脉、肾动脉、颈动脉、冠状动脉、脑血管等的检查。

（沈秀明　桑玉亭　于同刚）

思考题

1. 简述CT扫描方式的类型和意义。
2. 简述CT增强扫描的方式和意义。
3. 简述对比剂的分类及应用。
4. 何为低剂量扫描、低对比剂用量扫描？

第七章 CT扫描技术

规范CT扫描技术，为临床和诊断提供普遍公认的优质图像至关重要。为了更好地提供规范标准的影像图像，更好地为被检者服务，必须规范CT扫描流程。

为了使CT扫描取得较好的效果，扫描前的准备工作必不可少。

一、扫描前的主要准备

（一）设备准备

(1) 观察环境温湿度是否合适。CT属精密仪器，其对机房的温湿度有一定要求，温湿度过高或过低都会损坏电子元器件，CT设备工作时产生大量的热量，因此CT设备房内应配备空调设备，以保持恒温。一般CT设备房和计算机房的温度以18～22℃为宜。相对湿度一般以45%～60%为宜。

(2) 每天开机后进行CT设备日常空气校准，如果超过2 h不进行CT扫描，需要进行管球预热。

(3) 观察CT磁盘空间是否充足，信息栏有无报错信息，一切正常方可进行CT扫描。

（二）被检者准备

(1) 除去金属物品：摆位时去除扫描范围内患者穿戴及携带的金属物品，如钥匙、手机、发卡、耳环、项链、金属拉链、义齿、带金属扣的皮带、硬币、带金属的纽扣等，以防伪影产生。

(2) 根据不同检查部位的需要，确保检查部位固定是避免漏扫及减少运动伪影的有效措施。另外，胸腹部检查前应做好呼吸训练，使患者能根据语音提示配合平静呼吸或吸气、屏气；腹部检查前可口服或肌内注射山莨菪碱注射液20 mg以减少胃肠道蠕动；喉部扫描时嘱患者不要做吞咽动作；眼部扫描时嘱患者两眼球向前凝视或闭眼不动；儿童或不合作的患者可口服催眠剂10%水合氯醛0.5 ml/kg体重(≤10 ml)以制动。危重被检者需临床相关科室的医师陪同检查，以便对病情的变化进行实时监护和处理。

(3) 接受腹部和盆腔CT扫描的被检者应预先进行胃肠道准备(参见腹部和盆腔检查)。

(4) 对准备增强扫描的被检者，应询问被检者有无碘过敏史，了解被检者肾功能情况，明确有无碘对比剂应用的禁忌证。无禁忌者，应请被检者签署增强扫描知情同意书。增强检查前应使被检者充分水化，并提前建立静脉通道。

(三) 操作技师准备

(1) 认真核对被检者检查申请单的基本资料，主要包括被检者姓名、性别、年龄和 CT 扫描号等一般情况，确认被检者无误。

(2) 阅读现病史、主要症状体征、既往史、实验室和其他影像学检查结果和资料、临床诊断、检查部位和目的等。如发现填写不清楚时，应与临床医师联系，了解清楚后再行检查。

(3) 根据临床要求的检查部位和目的制订扫描计划，向被检者解释检查过程以及被检者可能出现的感受，取得被检者合作，并告知被检者出现异常情况时如何与操作人员联系。

(4) 摆位时要对非检查部位的重要器官进行辐射防护，如甲状腺和性腺专用防护用品遮盖，尤其应注意对儿童和女性被检者性腺区的保护，减少不必要的辐射。

二、CT 扫描注意事项

1. *放射线的防护* CT 机及机房本身结构需达到防护标准，以减少被检者、工作人员和 CT 机房相邻地区人员的 X 线辐射剂量。检查时要根据患者情况正确、合理设置参数，避免不必要的曝光。对患者的非受检部位及必须留在扫描室内的陪同人员采取防护措施。对育龄妇女及婴幼儿更应严格掌握适应证，非特殊必要，孕妇禁忌 CT 扫描。

2. *碘对比剂不良反应的预防及处理* 增强扫描使用的碘对比剂剂量较大，注射速度快，容易引起不良反应、过敏样反应的发生。CT 室应常备必需的急救药品、器械，以备抢救之用。注意药品的有效期，定时添补更新。过敏体质患者更应谨慎，检查过程中要严密观察，一旦出现不良反应应及时处理、抢救，否则可能危及生命。为避免迟发型过敏反应的发生，检查后应让患者留 CT 室观察 30 min 后再离开，观察期间应保留静脉通路。

3. *危重症患者的处理* 病情危重或过多搬动有生命危险的患者，临床应先控制病情，待病情较为稳定后再做 CT 扫描。对重症患者的搬动及检查应迅速、轻柔，检查以满足诊断需要为标准，不宜苛求图像标准而延误抢救时间。

第一节 颅脑 CT 扫描技术

一、CT 平扫

颅脑 CT 扫描常取仰卧位，先扫定位片，然后确定扫描范围，再行横断面扫描。扫描所用基线多为听眦线(即外眦与外耳道的连线，又称眶耳线)或听眉线(即眉间与外耳道的连线)(图 7-1)。两侧应对称，从基线向上扫描至颅顶。通常采用层厚 10 mm 连续扫描，特殊部位病变的检查采用5 mm以下薄层扫描。通常先行CT平扫，即不注射对比剂的CT扫描。冠状面扫描在颅脑CT扫描中也常用，为显示垂体微腺瘤的最佳体位，通常采用层厚2～3 mm；鞍区、颞叶病变和小脑幕交界处、大脑半球凸面病变需辅以冠状面扫描，有助于更好地显示(图7-2)。

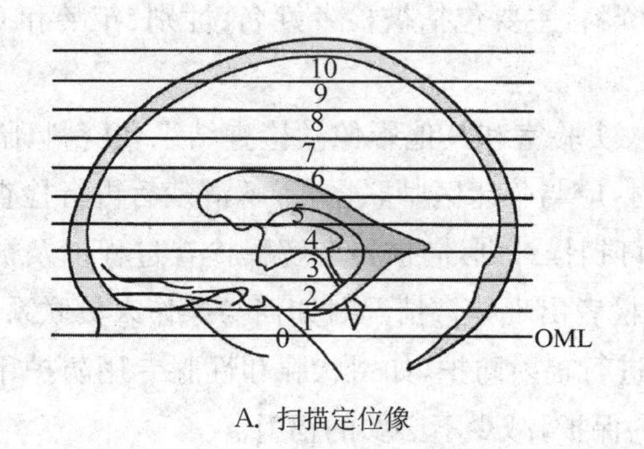

A. 扫描定位像

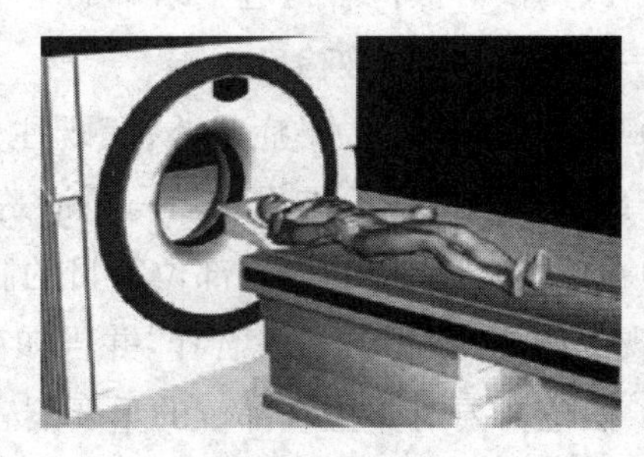

B. 扫描体位

图7-1　颅脑CT扫描定位像和扫描体位

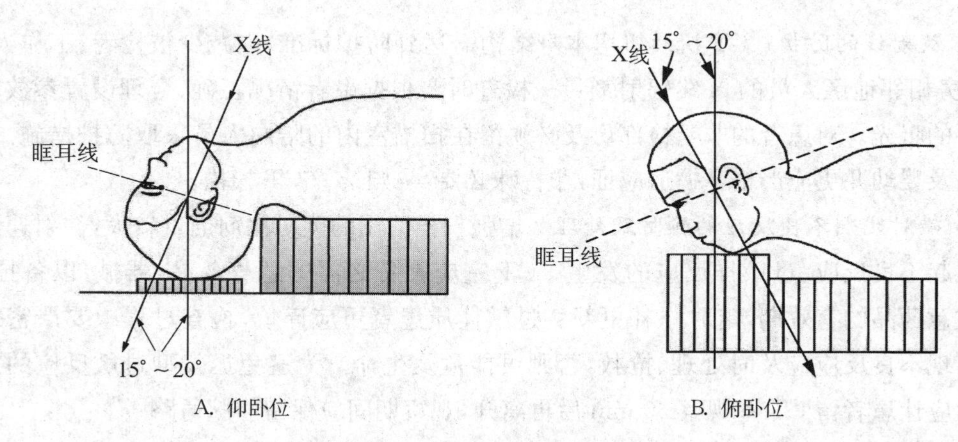

A. 仰卧位　　B. 俯卧位

图7-2　颅脑冠状面CT扫描示意图

二、CT增强扫描

增强扫描的目的：使病灶与邻近正常组织的密度对比差异增大，以提高病变的检出率及定性诊断的准确率。增强扫描主要用于脑肿瘤、颅内感染及脑血管疾病(如动脉瘤、血管畸形)等。颅脑外伤患者CT平扫正常而临床疑为颅内等密度血肿者及原因不明的蛛网膜下隙出血3天以上者也应行增强扫描。急性颅脑外伤、急性脑卒中、先天性颅脑畸形一般只行平扫，无需增强扫描。造影增强方法：静脉注射60%碘对比剂60～100 ml，儿童剂量为2 ml/kg。注射方法有两种：①快速静脉注射法，在1～2 min内注射完对比剂并立即扫描，用于大多数病变。②对比剂团注法，在20～30 s内注射完对比剂并立即扫描，主要用于检查垂体病变及脑血管病变。

三、特殊扫描

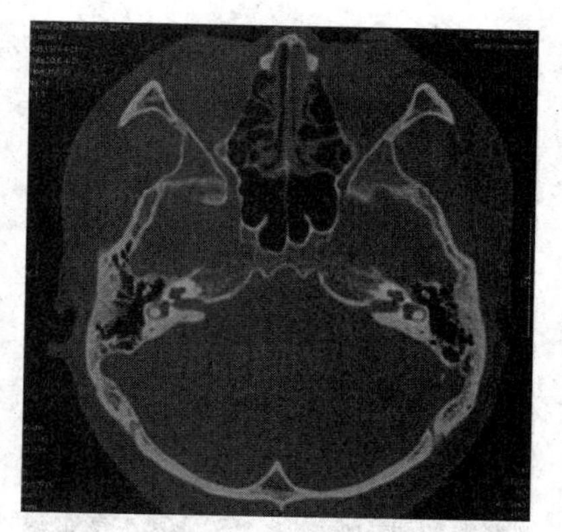

图 7-3 高分辨力 CT 扫描

1. *高分辨力 CT 扫描* 是指为详细观察某一器官结构或病变细节而对感兴趣区进行局部 CT 扫描的一种方法。常用小视野,薄层(1~3 mm),扫描矩阵不变。靶 CT 主要用于鞍区、颞骨岩部的检查(图 7-3)。

2. *动态增强 CT 扫描* 快速向血管内注入对比剂,对所选定的区域进行连续扫描,测定感兴趣区的 CT 值,给出时间密度曲线,以了解感兴趣区血流动力学变化。可用于反映肿瘤血管的分布状况和血-脑屏障是否被破坏。动态增强 CT 扫描有两种方式:①采用进床式动态扫描,目的是为发现病变;②对感兴趣区进行单层连续动态扫描,目的是了解病变的强化特征,为鉴别诊断提供依据。

3. *CT 血管造影(CTA)* 经快速注射对比剂(3~3.5 ml/s),采用螺旋 CT 在受检者靶血管对比剂强化达到高峰期间进行连续快速体积扫描,并以三维重建方式重建靶血管立体影像(图 7-4)。CTA 可显示脑动脉瘤、动静脉畸形,也可发现血管狭窄,同时还可以显示磁共振血管造影(MRA)不能显示的血管壁钙化斑块;能明确颅内肿瘤与邻近血管的关系,如血管移位、受压及侧支循环形成,也可部分显示肿瘤滋养动脉,有利于术前肿瘤准确定位。

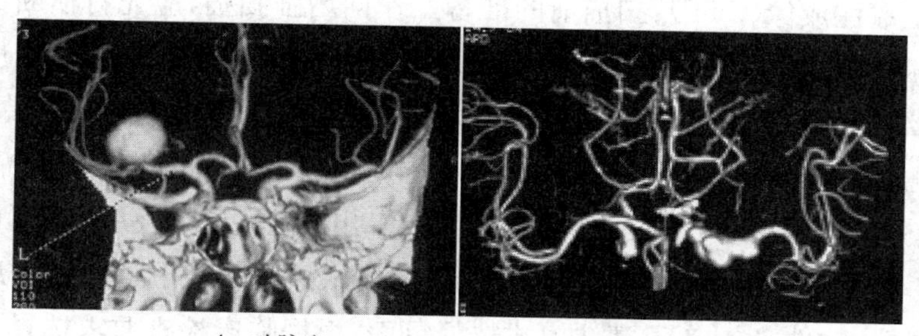

A. 动脉瘤　　B. 动静脉畸形

图 7-4 CT 血管造影(CTA)

4. *CT 立体定向扫描* 借助于定向仪通过 CT 辅助定位,对诊断困难的脑器质性疾病在 CT 引导下穿刺活检,提供组织学资料,也可用于颅内病变的治疗。

四、图像后处理

1. *重建技术* 由于螺旋 CT 获得的是容积扫描数据,对于原始图像显示不全或图像质量欠佳者,可改变视野、算法、重建间隔等参数,再次进行图像重建,获得更全和更佳的图像。例如,鞍区的小视野薄层重建可显示体积仅几立方毫米大小的微小腺瘤及其许多间接征象,对大的垂体瘤可分辨其与血管的关系。因此,重建技术成为诊断垂体瘤的重要手段之一。

2. *重组技术* 由于重组是使用已形成的横断面图像,因此重组图像的质量与已形成的横断面图像有密切关系，尤其是层厚和数目。一般来说，扫描的层厚越薄、图像的数目越多，重组的图像质量就越好。

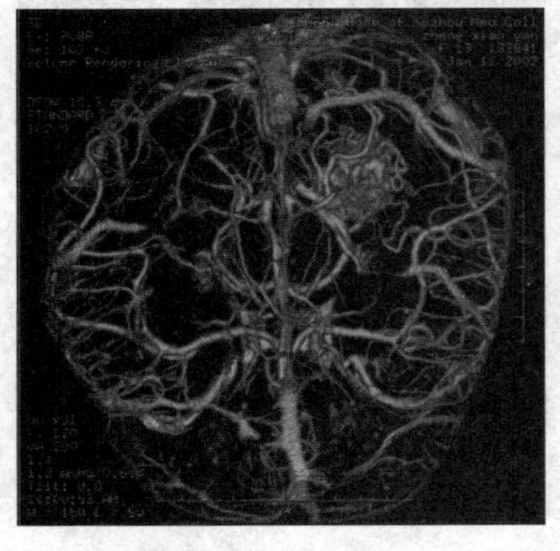

图 7-5 脑血管 CT

(1) 脑血管CTA：可应用于脑动脉瘤、脑血管畸形、大面积脑梗死及静脉窦血栓等疾病的诊断，具有较高的阳性检出率和确诊率，对于直径 5～30 mm 的动脉瘤显示满意。有临床资料证明，其显示结果与 DSA 具有很好的一致性(图 7-5)。

为了获得优质的脑血管 CTA 图像，应使用至少 4 排以上多层 CT。一般先进行颅脑 CT 平扫，以确定病灶位置。CTA 扫描时螺距为 1 或 1.5，层厚 1 mm，重建间隔 0.5 mm，矩阵为 512×512，注射速度 3.5～4 ml/s，使用高压注射器静脉团注对比剂 80～100 ml，注药后 15～18 s 开始螺旋扫描，或采用对比剂团追踪技术及自动触发技术进行扫描。在后处理重组时，注意合理旋转和去除颅底骨骼的影响，经 MIP 重组的脑血管 CTA 图像，一般可以清晰显示 4 级以上脑血管，并可旋转 MIP 图像多角度观察，还可进行 MPR 及 SSD 重组，从二维、三维获取更多的诊断信息。对于脑实质有病变者，CTA 扫描结束后可以再行颅脑常规增强扫描，既可了解脑血管情况，也可了解血管之外脑内诸结构及局部病灶的情况。

(2) 脑 CT 灌注成像(CTP)：扫描前的准备工作同增强扫描，应先行横断面平扫。根据平扫表现及临床要求，选择好合适的感兴趣区层面(通常为 1～2 cm)，使用高压注射器经肘静脉团注 50 ml 碘对比剂，注射速度 3～7 ml/s，注射开始后 5～7 s 对选定的层面进行连续多次扫描。管电压 80～120 kV，管电流 200 mA，1 s/层，层厚 5～10 mm，共扫描 40～50 层，总扫描时间 40～45 s，然后在后处理工作站利用专用软件计算出各灌注参数值并形成彩色功能图。

CTP 在工作站的技术操作过程如下：首先在工作站的浏览表中选中检查患者的增强灌注图像并点击灌注软件，进入 CT 灌注模式选择界面，根据临床检查要求选择不同算法和不同功能灌注模式，然后进行图像校正以减少图像在 x、y 方向的运动，下一步是调整 CT 值的阈值，再选择感兴趣区和附近代表动脉与静脉的感兴趣区，则软件自动描绘出各感兴趣区的时间密度曲线(TDC)，设置最后一幅增强前的图像和第一幅增强后的图像，点击下一步即可重建出各种血流灌注参数的功能图。如果选择的是脑卒中灌注软件并以彩图模式观察，则可以分别得到 CBV、CBF 和 MTT 功能彩图；如果选择的是脑肿瘤的灌注软件，则可以得到 CBV、CBF、MTT 和 PS 功能彩图(图 7-6)。

CTP 技术已较成熟地应用于临床许多疾病的诊断与器官功能的评价。例如，对缺血性脑梗死的早期诊断具有明显的优越性，可半定量分析及动态观察脑内缺血性病变的位置、范围、程度等；在脑部与体部肿瘤的诊断与鉴别诊断以及肿瘤放化疗疗效的评价中显示很大的优势；对 CT 穿刺活检可起到定向作用；对正常脏器如肾脏、肝脏的血流功能研究也具有潜在的价值。CTP 扫描对噪声非常敏感，因此小脑、脑干等伪影较多的部位其应用受到一定限制。

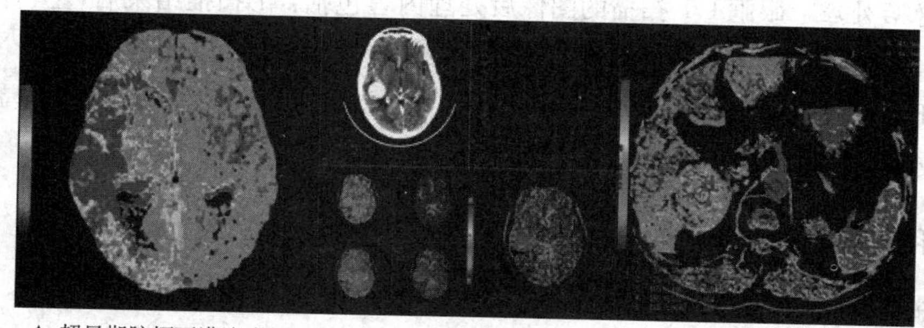

A.超早期脑梗死灌注成像 B.脑肿瘤灌注成像 C.肝癌灌注成像

图 7-6 脑 CT 灌注成像(CTP)

第二节 头颈部CT扫描技术

头颈部CT扫描包括五官和颈部的CT扫描，常规采用横断面扫描，眼眶、鼻咽、鼻窦可加做冠状面扫描，内耳、颞骨CT扫描可用横断面扫描和(或)冠状面扫描，喉部常规为横断面扫描，还可结合冠状面与矢状面重组图像进行喉部结构与病变的观察。

一、眼眶扫描

眼眶CT扫描主要用于眼球突出的病因诊断，对眼内肿瘤、眼肌肥大、炎性假瘤和血管性疾病的诊断有很大价值，也常用于眼外伤和眶内异物的检查。

1. *横断面扫描* 患者取仰卧位，头先进，下颌稍抬起，听眶线与床面垂直，两外耳孔与床面等距，正中矢状面与床面中线重合，嘱咐患者在扫描时保持眼球固定不动。可采取体表定位，也可在头颅侧位定位像上设定扫描范围。一般从眶下壁扫描至眶上壁，扫描层厚2～3 mm，层距2～3 mm，行无间距逐层扫描或螺旋薄层扫描(图7-7)。

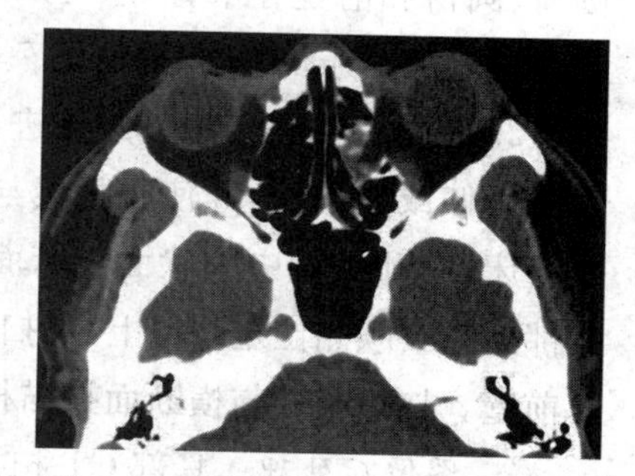

图 7-7 眼眶横断面扫描图像结构

2. *冠状面扫描* 当病灶位于眶上、下壁时，为更好地显示眶壁骨质破坏的情况，可加做冠状面CT平扫。患者头先进，采取仰卧或俯卧位，头后仰，使听眶线与床面平行，正中矢状面与床面中线重合。先扫描获得头颅侧位定位像，在定位像上划定扫描线，尽量与听眦线垂直，范围从眶尖或中颅窝扫描至眼睑。扫描技术条件及参数与横断面扫描相同。

3. *增强扫描* CT平扫如发现眶内病变，尤其是占位病变或疑为血管性病变时应加做增强扫描。增强扫描前的准备工作必不可少，扫描技术条件与平扫相同。

4. *图像后处理*　眼眶CT扫描的图像后处理内容包括：①扫描结束后，左、右眼眶分别进行MPR图像重组，作为横断面图像的补充。②图像显示的软组织窗宽180～240 HU，窗位35～40 HU；观察骨的窗宽1 000～1 500 HU，窗位350～400 HU。也可采用局部放大或重建放大技术观察眼眶细节并测量CT值。

二、耳部扫描

耳部颞骨的中耳及内耳结构细微，CT扫描常采用薄层靶扫描或高分辨力扫描(HRCT)。适应证：先天性耳畸形、中耳炎性疾病、肿瘤性疾病、颞骨外伤等。一般采取横断面平扫，必要时可加做冠状面扫描或增强扫描。由于颞骨内结构排列方位不同，在不同位置的层面上同一结构显示程度有差别，应根据具体要求选择适当的体位。一般横断面扫描可较好显示外耳道前、后壁，听小骨，鼓室前、后、内、外壁，乙状窦壁以及颞颌关节等；冠状面扫描可清晰显示鼓膜嵴、上鼓室、听小骨、水平半规管、卵圆孔、内耳道横嵴、鼓室底、颈静脉窝等结构。

1. *横断面扫描*　患者取仰卧位，下颌稍内收，使听眶线与床面垂直，两外耳孔与床面等距，正中矢状面与床面中线重合。先扫描获得头颅侧位定位像，在定位像上以扫描层面平行于外耳道与眶下缘的连线，从外耳道连续薄层扫描至岩骨上缘。层厚、层距均为1～2 mm，视野25 cm，原则上选择高kV、高mA、大矩阵512×512、高分辨力重建算法。若要显示面神经管水平段和膝部、外半规管、卵圆窗、圆窗和前庭导水管等，可采取扫描层面平行于外耳道至眶上缘的连线进行扫描(图7-8)。

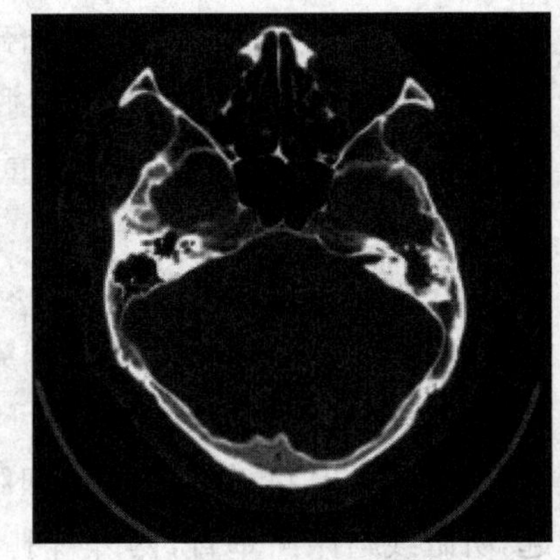

图7-8　耳部横断面与冠状面CT扫描显示内耳与中耳的结构

2. *冠状面扫描*　患者头先进，采取仰卧或俯卧位，头尽力后仰或颏顶位，并使听眶线与床面平行，保持两外耳孔与床面等距，正中矢状面与床面中线重合，应有效固定头部。在头颅侧位定位像上，以扫描层面平行于下颌骨升支后缘，从外耳道前壁扫描至乙状窦前壁。扫描条件与横断面扫描相同。

3. *图像后处理*　耳部CT扫描的图像后处理应注意：①内耳采取高分辨力骨算法扫描后，可选软组织算法再次重建图像。图像显示的软组织窗宽为200～300 HU，窗位35～40 HU；显示骨的窗宽为2 000～4 000 HU，窗位400～600 HU。②容积扫描数据还能进行仿真内镜及SSD处理，有助于观察中耳各听小骨的结构与关节的情况。

三、鼻和鼻窦扫描

鼻和鼻窦CT扫描可用于鼻和鼻窦的肿瘤、炎症、外伤等疾病的检查。通常采用的扫描技术包括横断面和冠状面扫描，后者更常用，可整体性观察鼻腔及其周围结构，对鼻窦病变

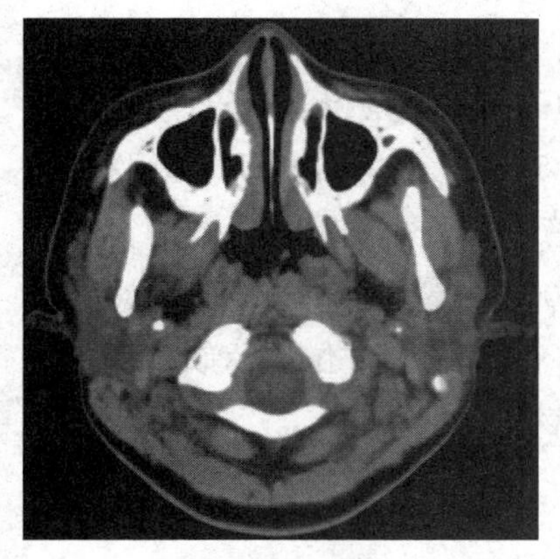

图 7-9 鼻窦横断面 CT 扫描图像

的上下关系显示较好。对齿槽、腭部、眶底、筛上颌窦角和前颅窝底的显示也以冠状面扫描为首选。

1. *横断面扫描* 不适合做冠状面扫描的患者，或既要观察鼻咽部又要观察鼻窦时，可首选横断面扫描。患者头先进，取仰卧位，头部正中矢状面与床面中线垂直，下颌稍内收。先摄取头颅侧位定位像，然后划定扫描范围，扫描基线与硬腭平行，向上连续扫描至额窦。根据病变的大小，层厚选择 3～5 mm，层距 3～5 mm，视野 25 cm，矩阵 512×512。对于鼻腔或鼻窦肿瘤，有时需加做增强扫描，扫描条件同平扫（图 7-9）。

2. *冠状面扫描* 患者头先进，采取仰卧位或俯卧位。仰卧位时头后伸，摆成标准的颏顶位；俯卧位时头尽量前伸，呈标准的颏顶位。两外耳孔与床面等距，听眦线与床面平行，可适当倾斜机架角度。在头颅侧位定位像上，以扫描层面尽可能与听眦线垂直或平行于上颌窦后缘为原则，扫描范围包括额窦、筛窦、上颌窦、蝶窦和鼻腔，扫描条件与横断面扫描相同。对怀疑脑脊液鼻漏的患者应以层厚 1～2 mm、层距 1～2 mm 的薄层扫描寻找漏口。对鼻外伤怀疑鼻骨骨折的患者，以扫描层面平行于鼻根至鼻尖的连线，沿鼻背部做冠状面薄层扫描（图 7-10）。

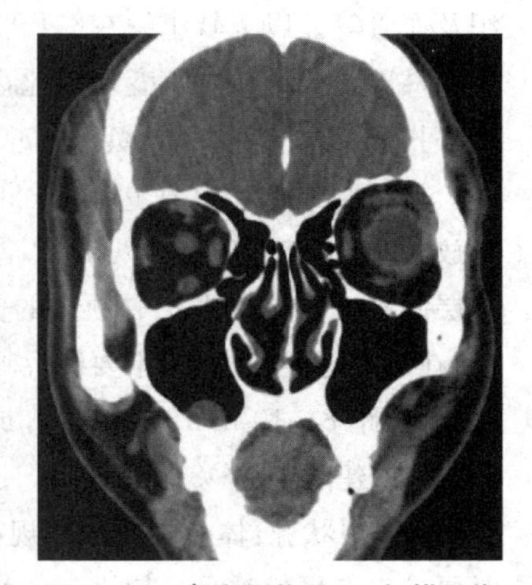

图 7-10 鼻窦冠状面 CT 扫描图像

3. *图像后处理* 鼻与鼻窦 CT 扫描的图像后处理应注意：①观察鼻与鼻窦的软组织窗宽为 240～350 HU，窗位 30～40 HU；骨窗的窗宽为 1 000～1 500 HU，窗位 350～400 HU。②对软组织算法的容积数据可选择骨算法和小视野进行再次重组图像，以提高空间分辨力，可更好地显示鼻窦的细微结构以及微小病变。

四、颌面部扫描

颌面部 CT 扫描主要用于颌面外伤、整形、肿瘤、炎症以及放疗后复查等，还可应用于腮腺肿瘤与炎症检查。常规的 CT 扫描方法为横断面平扫，发现病变通常要加做增强扫描，以提高病变组织与邻近正常组织间的密度差别，提供更多诊断信息。

1. *横断面扫描* 患者头先进，采取仰卧位，也需要先摄取头颅侧位定位像来划定扫描范围。如鼻咽部扫描时，扫描基线与硬腭平行即可，从鞍底扫描至口咽部。选择层厚、层距为 2～3 mm，矩阵 512×512，视野 25 cm，行连续薄层平扫，扫描时嘱患者平静呼吸，不要吞咽。腮腺扫描时以听眦线为基线，从外耳孔扫描至下颌角支部。可选择层厚、层距 5 mm，其他扫描条件与鼻咽部扫描相同。如欲进行颌面部 SSD 三维重组图像，则 CT 扫描范围应包括眉弓至舌骨平面，层厚与层距 1～2 mm。

2. *增强扫描* 扫描前 4～6 h 空腹，碘过敏试验呈阴性。扫描范围、扫描条件与平扫相同，团注法经肘静脉注入对比剂 50 ml 以上，注射速度 3～3.5 ml/s，注射结束即行增强扫描。

3. *图像后处理* 颌面部 CT 扫描的图像后处理应注意：①图像显示软组织的窗宽为 240～300 HU，窗位 30～40 HU；骨窗的窗宽为 1 000～1 500 HU，窗位 350～400 HU。②颌面部的 SSD 三维重组图像可直观显示整个骨，并可旋转各个角度，全方位显示颌面部的病变，尤其是骨折的情况，为术前诊断或颌面整形提供可靠的信息。

五、颈部扫描

1. *扫描方法* 颈部组织结构较为复杂，包括大量的软组织，如肌肉、筋膜、软骨、淋巴组织及血管等。以上软组织在 CT 平扫上均为中等密度影，有时难以区分正常的血管结构与增大的淋巴结或结节性病变。因此，虽然颈部的 CT 扫描先进行横断面平扫，但往往需要加做增强扫描，以提高病变组织与邻近正常组织间的密度差别。

(1) 颈部：患者头先进，采取仰卧位，头部稍后仰，以减少下颌骨与颈部的重叠，同时两肩部放松，两上臂置于身体两侧，以减少肩部骨骼结构对下颈部扫描的影响，尽量使颈部与扫描层面垂直。先扫描获取颈部的侧位定位像，再确定扫描的范围，一般从下颌角至胸腔入口，在平静呼吸状态下，不要做吞咽动作。扫描条件为管电压 120 kV，管电流 120～170 mA，层厚、层距 8～10 mm 连续扫描，或选螺距 1.0～1.5，管电压 120 kV，管电流 120 mA，层厚 8 mm，重建间隔 5～8 mm 螺旋扫描。颈部 CT 扫描时，常使用平扫加增强扫描方式。

(2) 甲状腺：体位同颈部常规扫描。扫描范围从第 5 颈椎向下扫描至甲状腺下极，扫描时要求患者平静呼吸。扫描条件为管电压 120 kV，管电流 170 mA，层厚与层距 5 mm 的连续扫描，或选螺距 1.0，层厚、重建间隔 5 mm 的螺旋扫描。当用于检查和鉴别甲状腺结节或肿块的性质时，多采用平扫加增强扫描；甲状腺的炎性病变与甲状腺肿大也可做 CT 扫描。

(3) 喉部：体位同颈部常规扫描。扫描范围从第 4 颈椎向下扫至环状软骨下缘 1 cm。扫描时可让患者连续发"E"音，使声带内收，梨状窝扩张，此时可较好显示声带结构、梨状窝尖端、咽后壁及杓会厌襞的形态及病变，扫描技术条件与甲状腺扫描相同，用于检查喉部肿瘤和喉部损伤。当疑及喉癌与颈部淋巴结转移时须扩大扫描范围，并加做增强扫描。

2. *图像后处理*

(1) 图像的显示：喉部、甲状腺、颈部软组织的显示窗宽为 300～350 HU，窗位 35～40 HU；观察喉软骨或颈椎等骨质结构时也可采用骨窗条件，窗宽为 1 000～1 500 HU，窗位 300～350 HU。

(2) 重组技术：①喉部横断面图像经冠状面、矢状面重组，可以更好显示解剖结构与病变。②喉部仿真内镜，可增加喉部病变的直观性和提高诊断率。③如进行颈部血管 CTA 检查，扫描范围应加大，一般从颅底到第 7 颈椎椎体。扫描层厚应不大于 2 mm，重建间隔 1.5 mm，矩阵 512×512，管电压 120 kV，管电流 170 mA 以上，视野 25 cm，螺距 1～1.5，以不低于 3 ml/s 流速，静脉团注对比剂 100 ml，注药后 13～18 s 开始颈部 CT 增强扫描。经 MIP 与 SSD 等后处理技术重组所得到的 CTA 图像，可清晰显示颈部血管，有助于颈动脉与椎动脉狭窄或扩张、动脉炎及动脉畸形等的诊断。

第三节 胸部 CT 扫描技术

胸部肺组织内含丰富气体，使肺脏与其邻近组织形成良好的天然对比，因而常规 X 线胸部检查是肺部病变的首选检查方法。但胸部 X 线平片是重叠的模拟影像，有大约 20% 区域的病变被遮挡而容易漏诊；此外，密度分辨力也比较低。与常规 X 线比较，CT 密度分辨力很高，组织器官不重叠，对 X 线平片不易显示的区域，如胸膜下、近横膈区和纵隔旁的病变显示清楚；对于磨玻璃密度病灶、小结节病灶和肺间质病变显示也十分敏感，还可进一步确定胸片上发现病变的部位和性质。随着 16 排以上多层 CT 的快速发展与应用，不仅成为肺、气管与支气管、纵隔以及肺间质性疾病检查的重要方法，而且在心脏、冠状动脉与大血管疾病的检查与诊断中也发挥越来越突出的作用。

一、常规扫描

胸部 CT 扫描常规采用横断面平扫，发现小病灶或观察肺间质等细微结构时应加做高分辨力扫描(HRCT)，有时还需要行增强扫描。利用多层 CT 的薄层容积扫描数据，还可进行后处理获取冠状面和矢状面的重组图像，其图像质量与横断面基本相同。

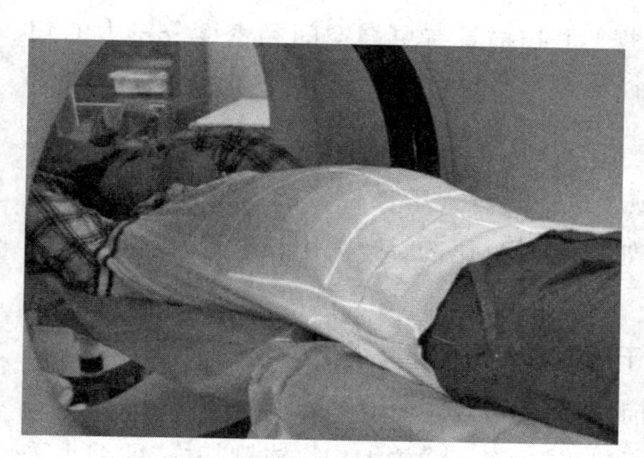

图 7－11 胸部常规 CT 扫描体位

1. 扫描准备与扫描范围 扫描前要向患者说明检查过程与注意事项，消除患者紧张情绪，除去影响扫描的金属与饰物等；对于非螺旋 CT 扫描要多次屏气，应训练患者每次屏气的幅度尽可能相同。检查时患者取仰卧位，身体置于床面中线，双臂上举，以减少肩部组织及双上肢产生的线束硬化伪影，扫描架上激光灯定位于胸骨柄切迹水平(图 7－11)。嘱患者自然呼吸，当听到技术人员或机器发出的屏气指令后，应该在深吸气末屏住呼吸并保持一段时间以配合完成 CT 扫描。深吸气末屏气扫描的好处是可以减少肺内支气管、血管的聚集和肺血的坠积效应。多层 CT 则可以在一次屏气 10 s 左右完成整个胸部扫描。扫描前先摄取胸部正位定位像，在定位像上划定扫描范围，一般从肺尖至肺隔角(下界应该包括肾上腺)，由上至下逐层连续扫描。有时为了排除肺的后部因通气不足和肺血分布的影响而造成的炎症假象，或更好地观察后肋

膈角区的病灶，可采取俯卧位 CT 扫描。

2. *扫描技术参数*　常规横断面扫描的层厚为 7～10 mm，层距 7～10 mm，原则上采用高电压、低电流，一般管电压＞120 kV，管电流 120～170 mA(根据患者的年龄和体型适当调整)，在深吸气后屏气状态下连续扫描，扫描速度 0.5～0.8 s(螺旋 CT)，采取标准重建算法。当病灶较小时可局部采用薄层或高分辨力 CT 扫描，层厚和层距 2～3 mm，并采用骨重建算法。

胸部 CT 通常需要两种窗技术来观察组织结构与病变，一种是肺窗(图 7－12)：窗宽为 1 500～2 000 HU，窗位－450～－600 HU；另一种是纵隔窗(图 7－13)：窗宽为 250～350 HU，窗位 30～50 HU。如果观察胸廓骨结构则取窗宽为 1 000～1 500 HU，窗位 250～350 HU。

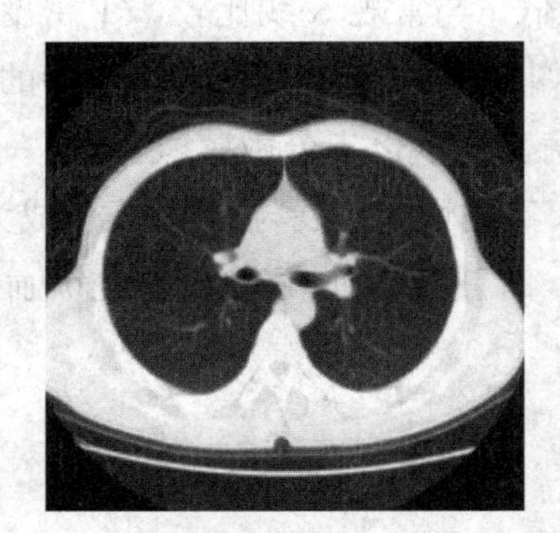

图 7－12　胸部常规 CT 扫描(肺窗)

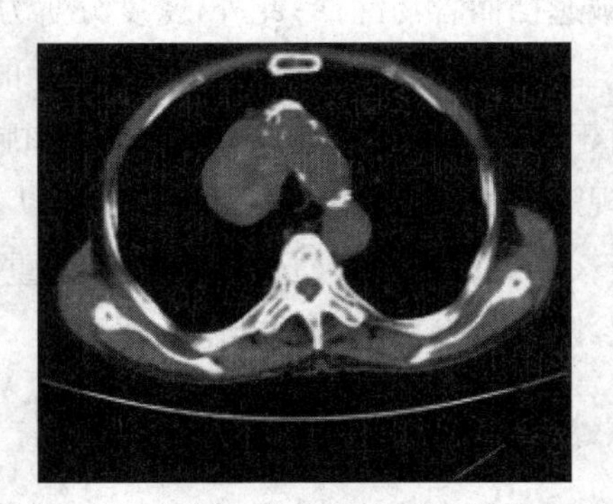

图 7－13　胸部常规 CT 扫描(纵隔窗)

二、特殊扫描

1. *高分辨力 CT(HRCT)扫描*　是指较常规 CT 扫描具有更高空间和密度分辨力的扫描技术。在胸部的适应证包括：①肺部小结节病变；②肺部间质性病变；③肺部囊性病变；④气道病变如支气管扩张的检查；⑤胸膜病变等。扫描前准备包括：去除患者颈、胸部位饰物等其他金属物品。训练患者呼吸和屏气要领。在扫描过程中被检者的体位须保持不动，对不合作的患者及婴幼儿，可采用药物镇静。如需注射对比剂，应采用非离子型对比剂，可做或不做碘过敏试验。

HRCT 的检查体位为患者仰卧位，身体置于床面中间，两臂上举抱头。扫描范围一般自胸腔入口到肺下界膈面，或依据病变的情况扫描局部(图 7－14、图 7－15)。HRCT 的技术要求为：①薄层扫描，根据病变大小，层厚与层距为 1～2 mm。②放大扫描或靶扫描，即缩小采集视野，多在 25 cm 以下。③应用大矩阵，如 512×512。④采用高分辨力算法重建，即采用骨重建算法。⑤适当增强扫描条件，即提高管电压和电流(多为 120～140 kV，200～240 mA)以降低由于层面减薄而引起的图像噪声。

2. *低剂量 CT(low dose CT，LDCT)扫描*　是指在不明显降低图像质量且满足诊断需要的前提下，尽量降低 X 线剂量进行 CT 扫描的技术。随着多层 CT 技术的不断发展，LDCT

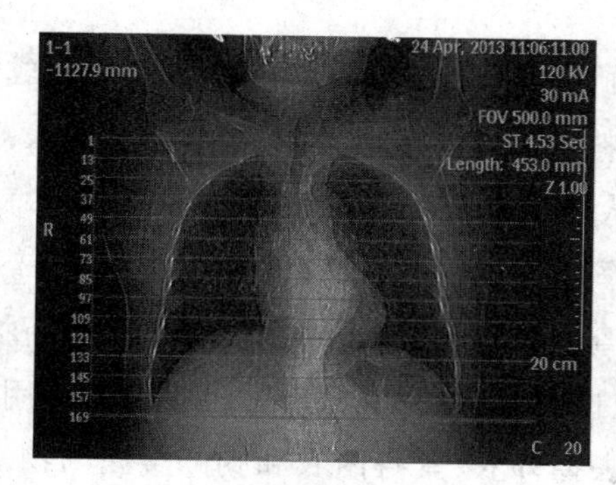

图7-14 胸部HRCT定位像

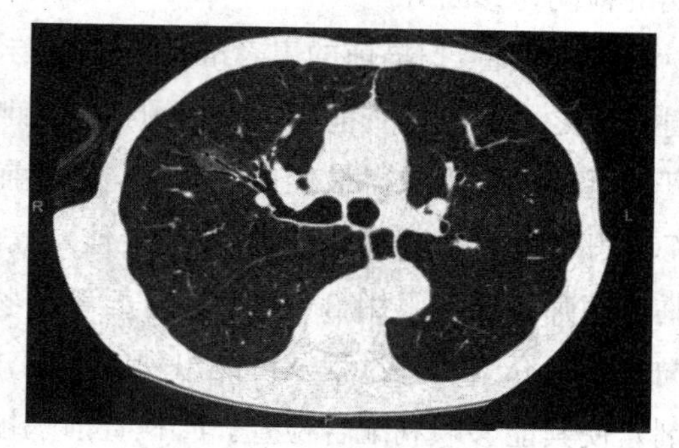

图7-15 胸部HRCT影像

在成人胸部健康体检、肺癌普查、肺小结节病变随访、眼眶、鼻窦及儿童颅脑中的应用越来越受到重视并发挥了很大的作用。

扫描前去除患者颈、胸部位饰物等其他金属物品。训练患者呼吸和屏气要领，在扫描过程中保持体位不动。检查体位为仰卧位，身体置于床面中间，两臂上举抱头。扫描范围一般自胸腔入口到肺下界膈面。X线管电流是决定辐射剂量最重要的参数，目前国外常用的LDCT扫描参数为：电压130 kV，电流50 mA，层厚10 mm，螺距2，以50 mA作为低剂量标准。国内采用的LDCT扫描的参数各家不同，与检查目的以及使用设备有关，一般管电压差别不大，多为120 kV，管电流为20～50 mA，扫描速度0.5～1.0 s，层厚7～10 mm。

3. *肺功能定量分析扫描* 多层CT还可以分别对深吸气末及深呼气末的横断面扫描图像分别进行逐层测定，由肺定量分析软件自动将肺组织与其他结构勾画出来，并计算出每一层肺组织的面积和容积数据，在此基础上再分别得出深吸气末与深呼气末的全肺体积，并计算肺容积差、肺容积变化率和容积比等参数，以反映肺功能情况。主要适用于慢性阻塞性肺疾病（chronic obstructive pulmonary disease, COPD）如慢性支气管炎、肺气肿等，还可用于弥漫性肺气肿肺减容手术及肺大泡切除术后的疗效评估。该方法与临床测定肺容积的金标准肺功能实验的指标具有很好的相关性，在预测和筛查COPD患者中具有较高的临床应用价值。

肺功能定量分析扫描前准备和体位要求与肺部常规扫描相同。扫描时要求患者在最大吸气末和呼气末屏气接受扫描。最好使用16排以上多层CT机，扫描参数为：管电压120 kV，电流100 mA，扫描准直距1.5 mm，采集视野38 cm，以8 mm层厚重建。肺窗窗宽为1 500 HU，窗位－500 HU，一般不使用增强扫描。

4. *心脏与冠状动脉多层CT成像* 随着多层CT和双源CT的空间与时间分辨力的不断提高，其在心脏与冠状动脉成像中的应用不断成熟和日益广泛。适应证包括：①冠状动脉各种先天性变异的诊断；②冠状动脉狭窄、闭塞的筛选与诊断；③冠状动脉斑块稳定性的诊断与评价；④冠状动脉内支架术后对支架通畅情况的评价；⑤冠状动脉搭桥，术前帮助制订手术计划以及术后桥血管通畅程度的评价；⑥心脏功能分析与评价；⑦心脏各类肿瘤与先心病的检测与诊断等。

检查前准备:扫描前的患者准备对心脏与冠状动脉CT成像质量非常重要,是检查成败关键技术之一。①检查前12 h内不服用含咖啡因饮料,4 h内不宜吃固体食物,鼓励饮水,不做任何运动。②为取得最佳成像效果,检查前需确认受检者为窦性心律且心率稳定在每分钟70次以下(以每分钟60次左右为最佳)。静息心率过快和心律不齐者应于检查前0~7天在临床医师指导下服用β-受体阻滞剂等药物。检查当日患者仍需自带控制心率的药物。③向被检者介绍检查过程及可能出现的反应,消除被检者紧张情绪(必要时可吸氧及服用镇静剂),使其能够顺利配合检查。④检查前嘱被检者去掉外衣、紧身内衣和胸部金属饰物,仰卧于检查床上并处于舒适放松状态。⑤按要求连接导线和放置电极,白色电极置于右锁骨下;绿色电极置于右侧肋弓;黑色电极置于左锁骨下;红色电极置于左侧肋弓。观察心电监测仪所显示的被检者ECG信号和心率,确认屏气状态下R波信号能够被准确识别。⑥对被检者进行反复的屏气训练,确保曝光期间被检者胸腹部均处于静止状态,并观察屏气状态下的心率变化。屏气期间心率变化应<10%。⑦建立静脉通道,连接高压注射器。

检查步骤与技术参数:患者做好检查前准备工作后,按胸部CT扫描摆体位,然后按以下步骤进行操作。①先做胸部正、侧定位像扫描。②确定扫描时间:在降主动脉中段水平任选一个层面,经肘部静脉以3.5 ml/s的速度注射对比剂15 ml,延迟5 s后在所选层面进行15次CT扫描,扫描间隔时间为1 s。然后,在CT横断面图像的降主动脉腔内选择一个感兴趣区并测定其时间密度曲线,将对比剂开始注射至降主动脉增强峰值的时间作为冠状动脉扫描的延迟时间。也可以根据经验确定其延迟时间。③确定扫描范围:Z轴范围自气管隆突水平至心脏膈面下2 cm。④设置扫描参数:0.5 s螺旋扫描,采用回顾性心电门控技术,单或双扇区重建算法,层厚0.625 mm或1.25 mm,采集视野(FOV)250 mm,矩阵512×512,球管电压和电流分别为120 kV和330~420 mA。⑤对比剂为非离子型高浓度碘剂,使用高压注射器经肘部静脉以不低于3.5 ml/s的流速注射对比剂75~100 ml。⑥扫描过程中要求被检者正常吸气后屏气。⑦图像相位窗的选择:多在心动周期的R波后75%和70%相位窗上进行横断面CT图像重建并传送到图像工作站。⑧重组方法:在上述3个相位窗上对左、右冠状动脉及其主要分支进行多重曲面重组(MPR)(图7-16)、最大强度投影(MIP)、容积再现

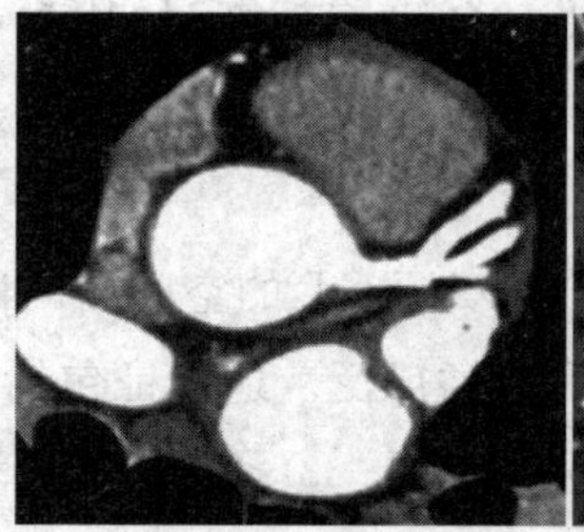

A. 心脏横断面冠状动脉显示

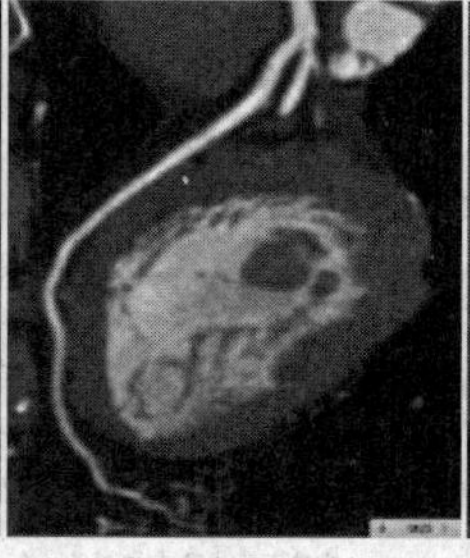

B. 右冠支MPR成像

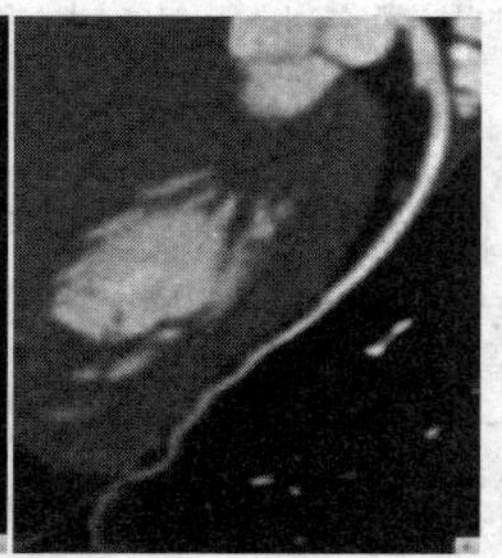

C. 左冠支MPR成像

图7-16 心脏与冠状动脉多层CT多重曲面重组图像

(VR)及仿真内镜(CTVE)等。

5. *肺动脉栓塞CT扫描* 肺动脉栓塞(pulmonary embolism, PE)是指内源性或外源性栓子栓塞肺动脉及其分支,引起肺循环障碍的一种临床病理综合征,其发病率逐渐上升。目前多层CT增强扫描及后处理技术已成为PE早期诊断和指导治疗的重要方法。

扫描前准备:与常规胸部CT扫描相同。扫描范围自胸腔入口到肺下界膈面。采用多层CT的扫描参数为:管电压120 kV,管电流120~170 mA或更高(取决于不同设备),扫描层厚5 mm,扫描速度0.5 s,螺距1.0,重建层厚1 mm,采集视野为大视野(38 cm以上),重建方式为标准重建。采用高压注射器,注射速度3~4 ml/s,对比剂用量为80~100 ml,儿童按体重用量为2 ml/kg。扫描延迟时间为注射对比剂后8~10 s,或采用对比剂智能跟踪技术自动触发扫描。由于下肢静脉血栓50%以上可以引起PE,所以在CT增强图像上发现PE后,可再次对盆腔以下的双下肢进行CT扫描,可以同时获得下肢静脉的增强图像,有助于同时发现下肢静脉血栓。

图像显示与后处理:肺窗窗宽为1 500~2 000 HU,窗位-600~-800 HU,主要观察肺脏的改变,如肺梗死实变影等;纵隔窗窗宽为300~350 HU,窗位30~50 HU,主要显示增强的肺动脉有无栓子,其直接征象为肺动脉内的充盈缺损影(图7-17);在后处理工作站还可做2D或3D图像重组,常用的方法有多平面重组、最大强度投影和容积显示等。

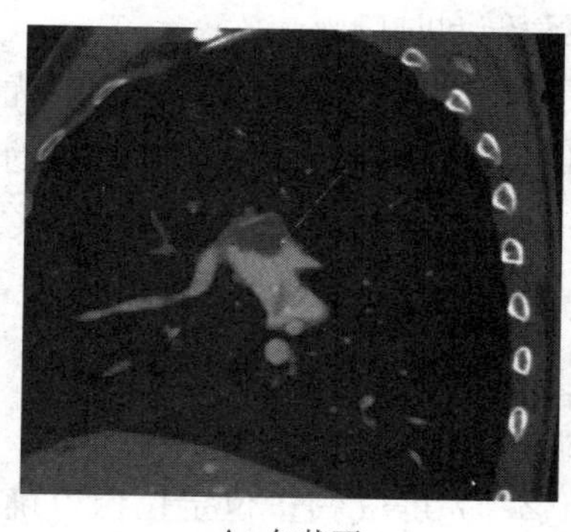

A. 矢状面

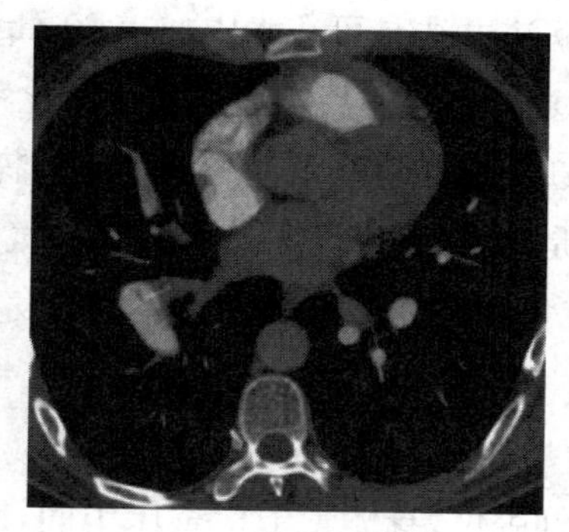

B. 横断面

图7-17 肺动脉多层CT增强扫描,显示肺动脉栓塞

6. *肺部仿真内镜检查* 主要用于气管与支气管病变的检查和中心型肺癌显示病变与支气管的关系,判断支气管狭窄程度等。扫描方法与肺部平扫相似,在胸部正位定位像上选取扫描范围,选择管电压120 kV,管电流120~170 mA,层厚1~3 mm,重建间隔1.5~3 mm,螺距1.0,进行薄层螺旋扫描。所获图像送工作站行仿真内镜重组,重组的立体图像是仿真内镜成像的基础。在此基础上调整CT值阈值及透明度,使不需要观察的组织透明度为100%,消除伪影。需观察的组织透明度为0,保留其图像。再行伪彩色编码,使内腔显示更为逼真,重组效果与纤维支气管镜相似。

第四节 腹部CT扫描技术

腹部包括许多重要的脏器和器官，均为中等密度组织，缺乏良好的密度对比，普通X线平片在腹部中的应用价值不大。CT图像具有很高的密度分辨力(0.2%)，随着多层CT扫描速度的不断加快和空间与密度分辨力的不断提高，CT扫描在腹部疾病的发现与诊断中发挥越来越重要的作用。但由于腹部的特殊性，在CT扫描前应充分做好胃肠道准备工作。

一、胃肠道常用对比剂

胃肠道常用对比剂包括阳性、中性和阴性。

1. 阳性对比剂　优点是密度均匀，性质稳定，不容易被胃肠道吸收，对比良好。缺点是与胃肠道壁没有一定的对比梯度，显示欠佳，同时容易与肝外胆管结石相混淆。在配制时注意浓度不宜过高，以2%～3%碘对比剂为宜，也有按1%～1.5%的浓度进行配制的。CT图像显示其CT值在70～120 HU为宜，浓度过高时容易产生线束硬化伪影。

2. 中性对比剂　中性对比剂为水，优点是简单、方便、安全、口感好、密度均匀，与胃肠道壁有一定的对比梯度，显示效果好。缺点是与腹腔内囊性病变容易混淆，同时水的吸收快，容易排空。解决办法是可在水中加入20 mg山莨菪碱同时口服。

3. 阴性对比剂　主要为脂肪密度对比剂或气体。口服脂肪密度对比剂的优点是密度均匀，不容易被吸收，与胃肠道壁形成良好的梯度对比，有时可作为胃部CT扫描的首选口服对比剂。缺点是需要特殊配制，口感欠佳。气体为空气和二氧化碳，多用于肠道CT仿真内镜检查，使用二氧化碳气体可减少肠痉挛的发生率。

二、CT平扫

患者取仰卧位，身体置于检查床中间，双臂上举，先屏气扫正位定位像以确定检查部位和扫描范围。腹部常规进行横断面扫描。与胸部CT相似，腹部也易受呼吸运动影响，因此扫描前应训练患者呼吸与屏气。如果为非螺旋CT扫描，要求每次扫描在呼气末期屏气，呼吸幅度要基本一致不要太大，避免出现漏层和重复扫描；如果为多层CT扫描，则一次屏气基本可完成一个部位的扫描。

腹部范围大，脏器多。在CT扫描前，应根据临床的要求和CT机性能，对检查部位进行准确的定位。①肝脏、胆囊、脾脏扫描范围是从膈顶开始扫至肝右叶下缘，脾大者应扫完全部脾脏。②胰腺扫描范围自膈顶开始扫至胰腺钩突下缘十二指肠水平段，层厚、层距应为5 mm，无间距逐层扫描。③肾脏扫描范围自肾上腺区开始扫至肾下极下缘。④肾上腺扫描范围自膈顶开始扫至肾门平面，层厚与层距为3～5 mm，无间距逐层靶扫描。临床怀疑嗜铬细胞瘤而肾上腺区扫描阴性者，应该扩大扫描范围至腹主动脉分叉部。⑤胃和十二指肠扫描范围自膈顶扫至脐部，部分患者视需要可扫描至盆腔。⑥小肠检查时病变部位明确时可做病变部位扫描，病变部位不明确时应做全腹扫描。⑦腹膜腔和腹膜后病变扫描范围根据病变所在的部位可分别做上、中、下腹部扫描，病变部位不确定时则自剑突开始向下扫至髂嵴水平。

腹部 CT 扫描技术参数：配制好合适浓度的对比剂，在检查前 30 min 嘱患者第一次口服 300～500 ml，检查前即刻再口服 200～300 ml，然后开始横断面扫描，最好使用螺旋扫描方式。管电压 120～140 kV，管电流 150 mA 或根据患者体型而定，层厚 8～10 mm，间隔 8～10 mm，螺距 1.5～2.0，采集视野为大视野(38 cm 以上)，重建方法为标准重建。还可根据诊断需求，对感兴趣区重建图像，要求改变原重建间隔，并调整合适的视野、重建算法，进行再次重建，有助于避免漏掉小病灶及病灶的特异征象，并可减少机器损耗及患者的 X 线辐射量。如螺旋扫描时一个部位扫描时间超过 25 s，可划分为两个稍重叠的范围，间隔 5～10 s 再进行第二个范围扫描，以免患者屏不住气引起呼吸伪影和层面移位。

腹部 CT 图像观察和照相的窗宽与窗位因脏器不同而异，肝脏窗宽为 100～150 HU，窗位 45～60 HU；胰腺窗宽为 250～350 HU，窗位 35～50 HU；肾脏窗宽为 250～350 HU，窗位 35～45 HU；肾上腺窗宽为 250～350 HU，窗位 10～45 HU；腹腔及腹膜后窗宽为 300～400 HU，窗位 20～40 HU。有时根据脏器和疾病的需要可采取适当的调窗技术(图 7-18)。

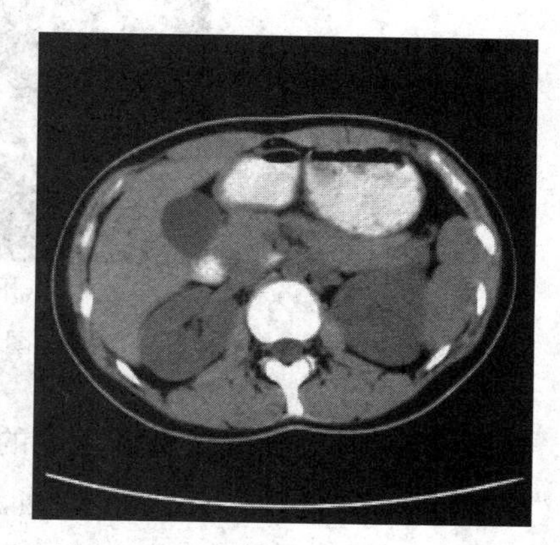

图 7-18 腹部 CT 常规扫描图像

三、CT 增强扫描

腹部的组织器官多为中等密度组织，CT 平扫有时可遗漏呈等密度的病变。为了提高病变的检出率，应常规进行平扫和增强扫描。也有的医院规定，凡是临床怀疑腹部脏器有病变者均常规进行 CT 平扫和增强扫描。目前，应用较多的是双期或多期增强扫描(图 7-19)。

1. *肝脏* 肝脏 CT 增强扫描通常为 3 期，即动脉期、门静脉期和平衡期。在肝脏平扫基础上，设置增强扫描各期的扫描范围与扫描参数，扫描条件与平扫相同。①动脉期：对比剂注射开始后 25～30 s 让患者屏气，开始全肝螺旋连续扫描，根据肝脏的大小，扫描时间为 13～17 s，扫完肝脏动脉期后，让患者恢复呼吸。②门静脉期：一般肝脏动脉期的持续时间为 20～45 s，即对比剂注射后 60 s 让患者再次屏气进行全肝的第二次螺旋连续扫描，即为肝脏门静脉期，扫描结束后让患者恢复呼吸。③平衡期：对比剂注射后 90～120 s 进行全肝扫描，即为肝脏平衡期或实质期，此时对比剂在血管内外均衡分布，肝内血管影消失。如只进行肝脏的动脉期和门静脉期增强扫描，则称为双期扫描。有时还可根据病变的需要(如肝脏海绵状血管瘤)做不同时期的延迟增强扫描。

肝脏的 3 期增强扫描对于肝内低密度占位病变具有很高的鉴别诊断价值。由于肝实质 20%～25%由肝动脉供血，75%～80%由门静脉供血，在肝脏动脉期扫描时肝实质尚未明显

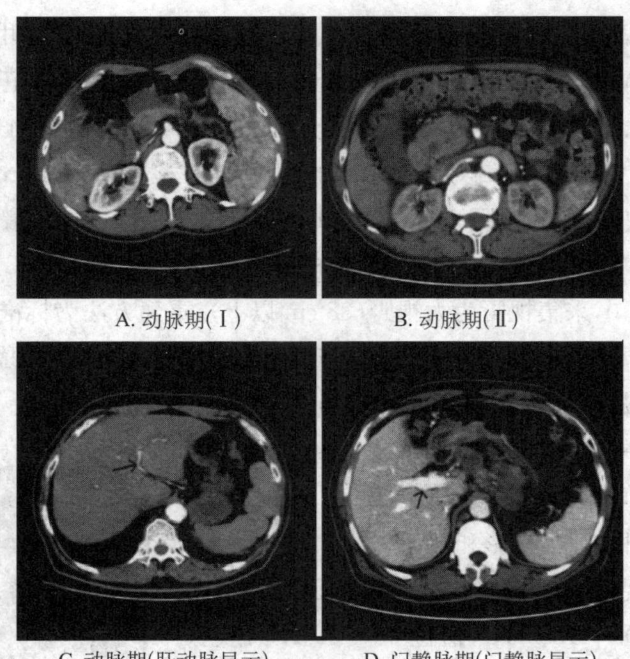

图7-19 腹部CT增强扫描图像

增强，而此时以肝动脉供血为主的病灶（如原发性肝癌）出现明显增强呈高密度影。肝脏门静脉期扫描时肝实质已明显增强，密度增高，而此时血供较少或只有肝动脉供血的病灶密度下降至低密度，因此有助于了解肝内病灶的供血情况，同时可提高肝内病灶的检出率。对于肝脏海绵状血管瘤、肝内胆管细胞型肝癌等，还可选用"两快一长"增强扫描方式，即选择病灶的最大层面或感兴趣层面，静脉快速团注足量对比剂，快速启动扫描，60 s内在同层面再次扫描，此后在2、3、4、5、7、9及10 min以上各扫描一次，观察该层病变血供的动态变化特点，有利于定性诊断。

2. 胰腺　胰腺疾病的CT增强扫描多进行双期扫描，扫描时间与肝脏的动脉期和门静脉期相同，称为胰腺的动脉期和实质期增强扫描。在动脉期正常胰腺的增强程度明显高于实质期，胰腺的动脉期扫描有利于发现胰腺小病变，也有利于观察胰腺周围血管和淋巴结的情况。例如，胰腺癌为少血供肿瘤，在动脉期正常胰腺组织明显强化，而胰腺癌病灶强化不明显，表现为相对低密度结节或肿块影；此外，双期增强扫描对诊断胰岛素瘤也很有价值，胰岛素瘤在动脉期比胰腺增强明显，而到门静脉期密度明显下降，与胰腺实质基本相同，但低于增强的血管。

3. 肾脏　在平扫基础上设置好肾脏增强各期的扫描范围，扫描参数与平扫相同。一般肾脏的增强扫描包括3期。①肾皮质期：是指对比剂注射后25～30 s让患者屏气后进行的第一次扫描，扫完肾皮质期让患者恢复呼吸。②肾实质期：是指对比剂开始注射后70～120 s让患者屏气进行的第二次扫描。肾皮质期对显示多血供的小肾癌、肾血管及肾肿瘤的动脉血供情况优于肾实质期。到肾实质期皮髓质均已增强，使增强程度低的病灶与肾实质间有良好的对比,因此对增强不明显的小病灶的发现率肾实质期高于肾皮质期。③肾排泄期或肾盂期:是指对比剂开始注射后 5～10 min 进行的第三次扫描,可以了解肾的排泄功能和协助肾盂、肾盏病变的诊断。

4. *常规增强扫描* 对于没有多层 CT 设备的医院,或没有条件进行双期或多期增强扫描者,在腹部增强扫描时也可行常规增强扫描。即在平扫的基础上选择病灶最大层面为增强扫描第一层,以 3～4 ml/s 的流速,静脉法团注 80～100 ml 对比剂后,立即扫描,而后视病灶情况向上或向下逐层扫描并补充完整该脏器的全部增强扫描。有时要对病灶行 5～8 min 延迟扫描,必要时可延长到 15 min,以利于鉴别诊断。

四、肝脏血管造影 CT 扫描

1. *动脉 CT 血管造影(CTA)* 是指在血管造影室经皮穿刺股动脉插管,将导管置于肝固有动脉内并进行腹腔动脉和肠系膜上动脉造影。插管完成后将导管固定,将患者送到 CT 扫描床上,将导管与高压注射器连接,通过导管以 2 ml/s 的流速直接注射对比剂,5 s 后边注射边进行全肝进床式动态增强扫描。此方法在普通 CT 机和螺旋 CT 机上均可实施。普通 CT 机对比剂用量为 50～70 ml,螺旋 CT 机对比剂用量为 20～40 ml。螺旋 CT 机可在一次屏气下完成全肝扫描,避免了漏扫,对比剂用量也少,灵敏度优于普通 CT 机。适用于做介入插管治疗的患者。

2. *动脉性门静脉造影(CTAP)* 检查方法同 CTA,不同之处是注射对比剂 20～25 s 后开始扫描,对比剂用量普通 CT 为 150～170 ml,螺旋 CT 为 100～120 ml。当门静脉高压、门静脉内栓子、静脉畸形引流时,CTAP 的应用受到限制。CTA 和 CTAP 均属有创性检查,只适用于其他方法检查后有疑问的病例。扫描所得图像经最大强度投影得到肝动脉或门静脉 MIP 图像,可多角度旋转观察。

五、CT 血管造影

随着 16 排以上多层 CT 技术的进步和软件的成熟,CTA 在显示血管病变以及疾病诊断方面具有越来越重要的作用。由于其创伤小,价格低,图像直观清晰、可靠,在较大血管疾病的检查与诊断方面有取代 DSA 检查的趋势。

1. *胸腹部大血管 CTA* 胸腹部大血管因其管径大非常适合做 CTA 检查,能够清晰直观显示血管的大体解剖形态与疾病的病理改变,显示能力达到主动脉 3～4 级分支。对血管畸形、血管狭窄、血管闭塞和血管瘤以及主动脉夹层等的诊断可以获得与 DSA 类似或更优的图像。

(1) 准备工作:扫描前的准备工作与增强扫描相同,扫描前 4～6 h 禁食、禁水。在扫描前口服水或阴性对比剂充盈胃和十二指肠,提前做碘过敏试验,试验阴性者在碘对比剂检查说明书上签名(非离子型碘对比剂也可不做过敏实验)。

(2) 扫描方法:CTA 扫描技术与对比剂用法、参数设置等直接影响图像质量和解剖结构细节。一般选择管电压 130 kV,管电流 200～240 mA,采集视野 25～32 cm,层厚 1.25～2.5 mm,标准重建算法,注射速度 3～4 ml/s,注射剂量 100 ml,注射对比剂后 18～28 s 启动扫描，扫描时间30 s内，成像范围30～45 cm或更长。可采取重叠重建，走行较直、管径粗大的血管可用1/3重叠重建，走行弯曲、管径较细的血管一般用1/2重叠重建(图7-20)。

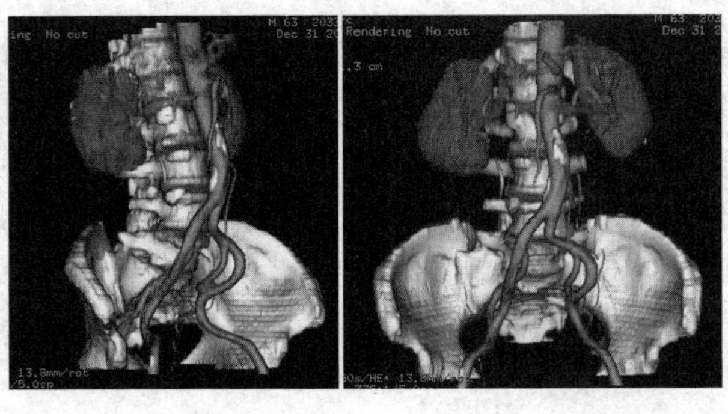

A. 斜面　　B. 冠状面

图7-20　腹部CTA图像

(3) 重组技术：血管成像的各种后处理重组技术对血管病变的诊断价值和意义有所不同。例如，MIP能很好地显示血管腔、管壁及钙化，对血管瘤、血管畸形与血管狭窄等血管病变的显示也很有价值，但直观性不如SSD；要了解肿瘤与血管之间的立体关系时，可加用SSD。主动脉瘤SSD在显示主动脉大小、范围与分支的关系以及血管自身的变异较好，加上伪彩色有助于区分各种结构，但不能显示血管腔和腔内支架。而MIP和MPR可弥补SSD的不足。主动脉夹层也是一种较常见的急重症大血管病变，其CT诊断是以横断面图像为基本观察方法，辅以MPR可清晰显示动脉内膜、真假腔、附壁血栓与钙化等，还可评价大分支是否起于真假腔以及部位和继发改变等，但缺乏空间关系，不易显示撕裂内膜与主动脉弓分支血管的关系。因此，成像方法的选择应根据部位、病变性质和临床要求有所侧重。由于CTA扫描时间短，即使是急性破裂或接近破裂的不稳定动脉瘤和急性主动脉夹层患者也能比较安全地完成检查，但最好有临床治疗医师陪同，以防万一，及时抢救。也就是说，对于十分危重患者的CT扫描，尤其是增强检查，影像检查技师应该有安全和抢救的意识，将检查的医疗安全摆在最重要的位置。

2. *肾动脉CTA*　检查前准备同胸腹部大血管CTA，层厚2 mm或＜2 mm，重建间隔1.5 mm，注射速度4～5 ml/s，注射剂量80～100 ml，延迟时间12 s。扫描范围从第11胸椎下缘至第5腰椎。将容积扫描的原始数据重建出部分重叠的多幅横断层面图像，经2次平滑后送工作站，与胸腹部大血管CTA相同，应用图像后处理重组技术，选择MIP等成像方法，即可多角度旋转观察，有助于肾动脉闭塞、狭窄及动脉瘤的诊断。

六、胃肠道CT仿真内镜

CT仿真内镜(CTVE)技术不断成熟，在人体许多腔道疾病的筛查与诊断中发挥了重要的作用。其中胃肠道CTVE安全，患者痛苦小，简单易行，能从不同角度和从狭窄或阻塞远端观察病灶，还能改变透明度，透过管腔观察管外情况，在疾病普查和影像学诊断方面显示出巨大潜能。

1. *扫描方法* 胃肠道CTVE的基础是螺旋CT连续扫描获得的容积数据重组出的胃肠道立体图像,所以在检查前患者做好胃肠道准备十分关键,否则残留粪便会造成假象。患者检查前准备包括,前一天晚餐开始禁食直到次日检查,并须服用泻药如硫酸镁、甘露醇、番泻叶等,以达到彻底清洁肠道目的。也可在检查当日清洁灌肠,但要等1.5 h后才能进行CTVE检查,以免肠道内残留水分遮盖病灶。扫描前5～10 min肌内注射山莨菪碱注射液20 mg。胃内对比剂引入方法有3种:①扫描前口服产气剂6～9 g;②扫描前口服1 000～1 500 ml浓度为1.0%～1.5%的对比剂稀释液;③口服1 000～1 500 ml水。肠道CTVE检查则无需口服对比剂,亦无需静脉注射对比剂。但要让患者侧卧位,先经肛门注入适量(1 000～1 500 ml)空气或二氧化碳气体,待患者觉腹部饱胀时,改成仰卧位,双手上举,再扫描腹部正位定位像,从定位像上观察到胃肠道充气足够时,即行螺旋CT扫描。扫描条件为管电压130 kV,管电流200～240 mA,层厚2～3 mm,重建间隔0.5～1.5 mm,螺距1～1.5,一次屏气扫完全腹。如果扫描时间>25 s,则需分设两个相连或5 mm重叠的螺旋扫描程序,两个程序间隔5～10 s,让患者呼吸。如果同时做仰卧位和俯卧位扫描,可避免因肠道内残留水分遮盖病灶,也有助于鉴别活动的残留粪便和息肉。特别注意的是,萎陷的肠道无法进行肠道仿真内镜成像的,因此肠道内充盈足够的气体是CTVE检查成功的重要保证。

2. *重组技术* 螺旋扫描所获图像,用平滑功能将图像平滑1～2次后传输至工作站。在工作站内存中,将横断面图像数据首尾叠加转变为容积数据,重组成立体图像。用软件功能调整CT阈值及透明度,根据观察对象取舍图像。用人工伪彩功能调节图像色彩,使其类似于真正结肠内镜所见的组织色彩。用远景投影功能,调整视角为70°,视屏距为1,重组出肠道表面三维投影图像,再调整物屏距(Z轴)及视向,使三维重组图像沿着肠道行程方向前进。因结肠行走迂曲,重组仿真内镜图像时,为保持观察方向始终与肠腔一致,需小幅调整视向。根据计划观察的肠道长短,可重组为20～90幅主三维图像,再利用计算机内部功能,在相邻主图像间自动插入3～4幅过渡图像,并存入硬盘中。根据范围不同,共产生80～300幅图像。最后用电影功能以每秒钟15～30帧连续依次回放图像,获得仿真内镜效果,对老年人结肠息肉和结肠癌的发现与诊断具有一定的作用(图7-21)。但仿真内镜观察到的毕竟是肠

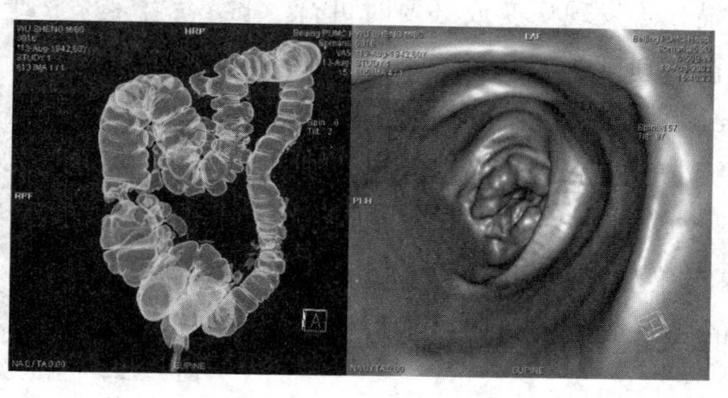

A. 结肠透明技术　　B. CTVE技术

图7-21　结肠透明技术与CTVE在结肠癌诊断中的应用

腔内病变的影像,缺乏组织特异性,有时不易区分肠道内残留粪便与病变,也不能获得组织学结果,因此尚不能取代纤维结肠镜检查,还有待进一步探索和获得更多的临床经验。

第五节 盆腔CT扫描技术

盆腔CT扫描能准确显示盆腔内诸器官的解剖结构,是检查子宫、卵巢、膀胱、精囊、睾丸、前列腺和直肠病变的主要手段。CT扫描前,与腹部CT一样,也需要做好胃肠道的准备工作。

一、检查方法

1. *准备工作* 盆腔CT扫描前的准备工作比较复杂,在检查前1周不能进行胃肠道钡剂造影检查。检查前一晚,应口服泻药如番泻叶、甘露醇、硫酸镁等,或于当日检查前1h清洁灌肠,达到清洁肠道的目的。为了使小肠下段充盈良好,在检查前4h口服阳性对比剂500ml,检查前2h再口服阳性对比剂500ml。为了使盆腔内的小肠、直肠和乙状结肠显影,可在检查前行保留灌肠。同一患者,口服对比剂与保留灌肠的对比剂最好选择一致。行膀胱CT扫描者,还应在检查前大量饮水、憋尿,使膀胱充盈。

2. *扫描方法* 盆腔CT常规采用横断面平扫,在感兴趣区可加做薄层扫描,必要时行增强扫描。其方法是:①患者取仰卧位,头先进,双手上举。由于盆腔器官较少运动,很少受呼吸和肠蠕动的影响,不需要训练患者屏气,扫描时请患者平静呼吸即可。②先扫描获取正位定位像以确定扫描范围。盆腔扫描范围自耻骨联合下缘开始,特殊之处是由下而上连续逐层扫描至髂前上棘。如果病变很大,则相应增加扫描范围,直至扫完病变为止;也可由上至下连续逐层扫描。在检查前列腺、子宫时,选择扫描层厚、层距为5 mm,扫描至膀胱中部后可视临床需要改为层厚、层距10 mm;检查精囊和前列腺时可选层厚、层距3~5 mm,进行薄层扫描(图7-22)。③有时为了确定膀胱内息肉样病灶的基部,鉴别膀胱肿瘤、结石、肿块,以及为获得更多盆腔内器官间复杂解剖关系的资料,可加做俯卧位扫描。④发现病变或必要时可行增强扫描,对比剂的注射速度为3.0~3.5 ml/s,注射剂量为80~100 ml,采用经肘静脉团注法,注射后即行扫描。此时膀胱充盈尚无对比剂,而膀胱壁或膀胱内肿瘤组织已增强,病变显示清楚,5 min后行延迟扫描,膀胱内充盈对比剂,此时可观察膀胱内肿瘤与充盈膀胱的关系或观察到膀胱内肿瘤引起的充盈缺损。

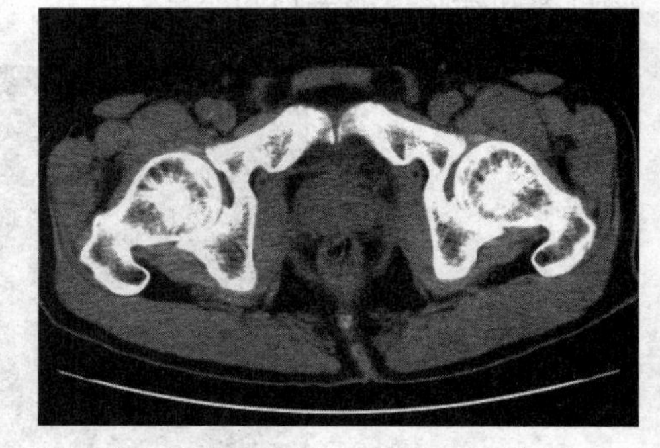

图7-22 前列腺、阴囊CT扫描图像

二、图像后处理

盆腔 CT 图像显示的软组织窗宽为 250～400 HU，窗位 25～40 HU（图 7－23）。若进行膀胱 CTVE 检查，可选择管电压 130 kV，管电流 240 mA，层厚 3 mm，重建间隔 1.5～3.0 mm，螺距 1～1.5，行螺旋 CT 扫描。所获图像经 2 次平滑后送工作站进行后处理，利用专用软件进行 CTVE，有助于观察肿瘤与膀胱内壁的情况。

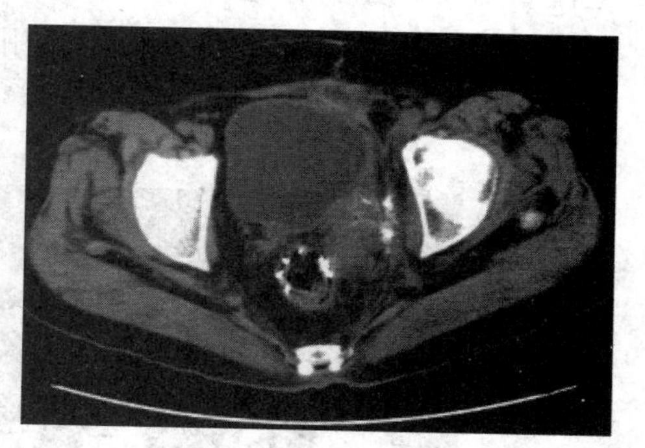

图 7－23　盆腔 CT 扫描图像

第六节　脊柱 CT 扫描技术

脊柱 CT 扫描常规做横断面扫描，通过重组可获得冠状面和矢状面图像。可用于检查椎管、椎间盘及韧带的病变，也可用于显示椎体骨折及内固定治疗后的随诊，还可用于骨质病变的进一步定性诊断及发现早期骨缺血性坏死等。由于骨质结构与邻近组织的密度差异较大，一般 CT 平扫即可。

一、检查方法

1. 体位　脊柱 CT 摆位时要注意除去患者佩带的金属物品，如项链、手机、拉链和口袋内装的钥匙等，患者的护腰带或膏药也应一并去掉。患者采取仰卧位，为了减少脊柱正常生理弯曲形成的曲度，颈段扫描取前屈位，胸段、腰段扫描取双膝屈位。

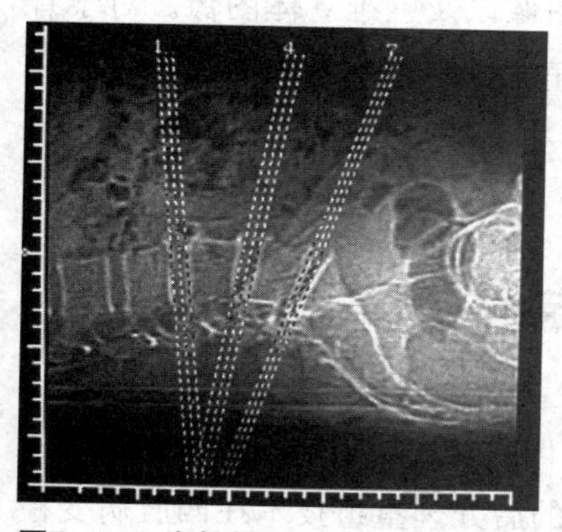

图7－24　脊柱横断面 CT 扫描定位图

2. *扫描方法*　根据病情需求，可从颈椎到骶椎分段摄取各自的侧位定位像，骶髂关节摄取正位定位像，再在定位像（图 7－24）上选择各自的扫描范围、扫描参数。①椎体扫描：常用于检查脊柱外伤引起的骨折、脱位，结核或肿瘤引起的骨质破坏等病变，扫描范围要包括整个病变部位。脊柱结核性病变扫描视野要大，以利于观察椎旁脓肿等。视病变范围与体型情况，可选用高的扫描条件，层厚与层距选择 5～8 mm，逐层连续扫描。扫描层面应与被检查椎体垂直，必要时应倾斜球管的角度。②椎间盘扫描：扫描时多采用薄层靶扫描，扫描层面须与椎间隙平行，一般每个椎间盘扫 3～5 层，包括椎间盘及其上下椎体的终板上缘或下缘，中间至少一个层面穿过椎间隙，且不包括椎体前后缘（图 7－25）。颈椎、胸椎间盘较薄，可选用管电流 170 mA，层厚、层距 2 mm，逐层连续扫描；腰椎间盘较厚，可选管电流 220 mA，层厚、层距 3 mm，逐层连续扫描。③骶髂关节：骶髂关节等部位应摄取正位定位像，并设置扫描的起止线与范围，选用管电压 120～140 kV，管电流 220 mA 以上，层厚、层距 5 mm，逐层连续扫描。

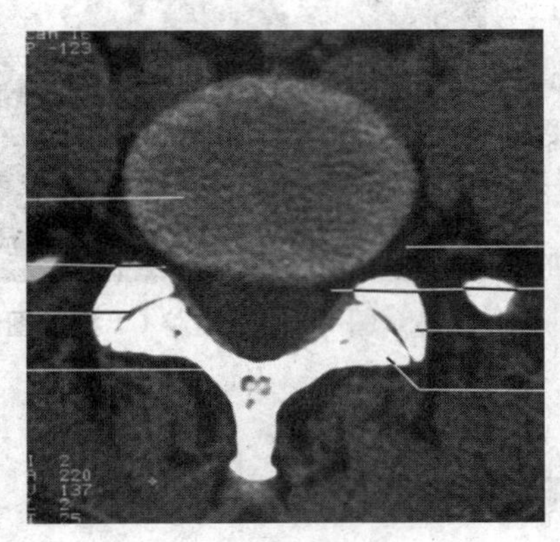

A. 椎间盘横断面

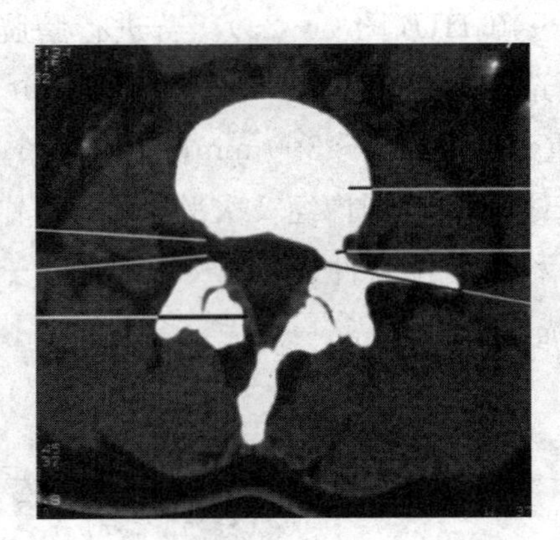

B. 椎体横断面

图 7－25　脊柱 CT 扫描图像

对于脊椎肿瘤、骨肿瘤、椎管内肿瘤和血管性病变，一般应行平扫和增强扫描，以了解肿瘤及病变的增强特点。对于椎管内的病变，为了使病变的定位和定性更准确，有时行椎管造影 CT 扫描。但由于该方法具有一定创伤性，且检查技术较复杂，随着 MRI 在脊柱和脊髓疾病中的广泛应用，椎管造影 CT 扫描有被取代的趋势。

二、图像后处理

脊柱 CT 扫描图像的显示一般均选用骨窗和软组织窗同时观察。骨窗的窗宽为 1 000～1 500 HU，窗位 400 HU；软组织窗的窗宽为 300～350 HU，窗位 50 HU。通过重组技术(MIP、SSD 等)可以获得脊柱 CT 扫描的冠状面和矢状面图像以及三维立体图像。对于脊柱肿瘤或复杂骨折的患者，利用二维、三维重组技术从不同角度显示肿瘤与周围组织关系和骨折内固定治疗的情况很有临床实用价值。

第七节　四肢 CT 扫描技术

人体四肢部位也具有良好的自然密度对比，X 线平片在四肢骨骼疾病的检查与诊断中发挥重要的作用。近年来，CT 扫描以其高密度分辨力和丰富的后处理重组技术在四肢病变检查中的应用有逐渐增多的趋势。四肢 CT 扫描常规做横断面扫描，通过 CT 工作站的后处理重组技术可获得冠状面与矢状面的图像。

一、检查方法

1. *扫描体位* 患者头先进，采取仰卧体位，一般将需要检查的部位尽量置于检查床中央。如行下肢扫描，可采取双侧同时扫描以便于对照；上肢的前臂扫描有时也允许双侧同时对照扫描，而上臂则要单侧分别扫描。

2. *扫描方法* 先摄取正位定位像以确定检查的部位和扫描的范围，根据需要有时也可采用侧位定位像。扫描范围根据不同的部位和病变的范围而定，扫描层厚与层间距一般为5～10 mm，如病变较小或要观察局部细微结构或要进行三维重组等后处理时，可应用1～2 mm的薄层扫描。扫描层面要与检查部位的长轴垂直。多采取双侧肢体同时扫描，以便于比较和发现轻微的病变。若观察骨折的骨折线，与扫描平面平行则不易显示，可变换肢体位置、角度或改变球管的倾斜角度，使扫描层面与骨折线垂直或形成一定的角度，以利于观察骨折线。

二、图像后处理

四肢CT扫描图像的显示一般也选用骨窗和软组织窗同时观察(图7-26)。骨窗的窗宽为1 000～1 500 HU，窗位250～450 HU；软组织窗宽为300～500 HU，窗位40～60 HU。有时根据局部病变与组织结构的实际情况选择合适的调窗技术。对于骨关节的肿瘤、先天性畸形和复杂的骨折等，还常进行病变部位的连续薄层螺旋CT扫描，目的是进行二维或三维图像后处理重组以便更清晰、更直观显示组织结构与病变之间的关系。

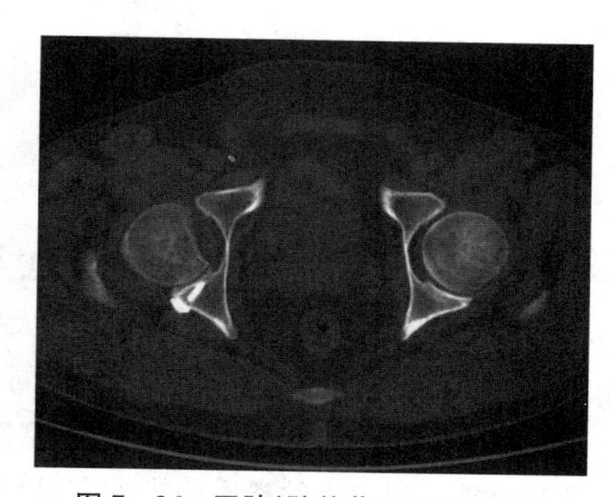

图7-26 四肢(髋关节)CT扫描图像

(桑玉亭 沈秀明 于同刚)

思考题

1. 简述CT扫描前准备、扫描注意事项。
2. 简述CT扫描常用参数及其意义。
3. 叙述头部CT扫描的技术要点与图像后处理技术的应用。
4. 头颈部的CT扫描包括哪些器官或部位？其CT扫描有何技术要求？
5. 胸部CT扫描有哪些技术？叙述心脏与冠脉CT扫描的准备与技术操作。
6. 叙述肝脏与肾脏疾病CT增强3期扫描的技术操作要点。
7. 叙述脊柱CT扫描的技术要点与注意事项。
8. 叙述四肢CT扫描的技术要点与注意事项。

第八章 CT设备的质量保证和质量控制

第一节 CT设备质量保证

一、质量保证的概述

质量保证是为使人们确信某一产品生产过程或服务质量能满足规定的质量要求所实施的有计划、有系统的全部活动。因此，大型医疗设备质量保证是指为保证某一设备有满意的性能要求，即提供高质量的医疗服务，同时使被检者受照剂量、不适感和检查费用最低，而采取的有计划、有系统的全部活动。大型医疗设备质量保证包括提高人的素质和保持设备的最佳性能。提高人的素质的措施有思想教育、组织管理和技术培训等。保持设备的最佳性能的措施有验收、定期检测、保养和维修等。

CT设备在临床上的广泛应用提高了临床诊断和治疗的效果，极大地造福了人类。但如果CT设备的质量差或使用不当，不仅会增加患者的经济负担，而且会对患者健康带来极大的损害，如图像质量差造成误诊、漏诊，或剂量过大造成正常组织器官的损伤等。因此，CT设备必须保证质量合格、性能优良，从而达到最佳的医疗效果，将患者的损害减小到最低限度。CT设备质量保证的意义是保证CT设备在临床应用中的最大效率和患者的安全。

二、CT设备性能测试

质量保证随计量的出发点、检测对象和复杂程度是不同的。①大型医疗设备质量保证依据的是“产品质量法”，医学计量依据的是“计量法”。质量法与计量法是不同的，因此大型医疗设备质量保证与医学计量在目的、要求、标准和方法上都有所不同。②在检测对象上，大型医疗设备质量保证检测的目的是设备的尽可能全面的性能参数，如CT扫描机的机械、电气、图像性能和剂量参数，而计量检测只是检测设备的某种参数，如只检测CT扫描机的剂量参数。③大型医疗设备是一个复杂的系统，其质量保证工作也是一个有计划、有系统的复杂的活动，是多学科的参数测量工作，超越了普通计量工作的范围。

管理层的重视是CT设备质量控制顺利进行的必要条件。需认真安排验收测试、性能测试、日常测试、测试结果的评估及定期比较结果。在CT设备质量保证中，要设专人负责监督整个计划，并赋予其解决问题的权利。责任人应全面掌握测试的技术细节并参与评估和定期比较结果的工作。具体测试人员必须对设备性能熟悉。测试人员必须经过培训，并持有CT设备应用质量检测资格证。

在测试过程中，如果某一测试结果不在验收测试容许范围内，需确定是否终止运行，采取校正措施，也应明确责任人。质量保证的主要检测类型有以下3种。

（一）验收检测

验收检测是指设备到货安装后所进行的相应测试。为了确保机器技术指标及操作性能达到规定要求，验收检测应在安装后立即进行，以便在保修期前告知供应商机器存在的损坏、缺陷。所有CT设备在验收检测尚未表明机器调试达标前，不得使用。安装验收时不能正常运行，未通过相关项目验收测试的机器，一律不许进行患者的诊断操作。

在验收检测中，应严格依据确定的规程进行。在测试时，供应商代表应到场，并能提供处理性能测试不达标的方法。

（二）状态检测

状态检测是指定期对机器进行性能测试，以确保机器始终处于最佳状态，及时发现机器性能降低的程度范围。这类测试一般分为两大类：①由检测部门专门人员定期进行的参考测试；②机器使用人员在每天机器运行前进行的日常操作检查。

在状态检测中，为使日常测试有可比性，每次测试要保持条件一致。此外，应遵循清晰定义的操作规程进行。可适当限定一个可接受的结果范围及操作步骤，如果超出应加以标明。

（三）稳定性检测

稳定性检测是指为确定使用中的设备性能相对于一个初始状态的变化是否符合控制标准而进行的检测。

在3种检测方法的应用中，我国与国外有所不同。我国的状态检测是一种强制性的检测类型，这种周期性强制检测与国外标准不同。国外的状态检测是一种对稳定性检测结果需进行确认时才实施的一种检测，只有在稳定性检测的结果表明CT设备存在问题时，才由用户向有关机构提出申请，对不合格参数进一步确定，这是一种自觉的行为，其目的是为了确认CT设备存在的问题，然后由用户根据状态检测结果作出处理意见。因此，只要保证稳定性检测结果合格，就不必进行状态检测。遵循这种过程是由于CT设备在国外应用较普遍，用户已积累了丰富的经验，对CT设备实施稳定性检测已成为自觉行为。

三、图像质量保证的要求

1. *建立良好的工作系统环境* 良好的工作系统环境对CT设备稳定运行是十分重要的，实践证明其与机器的故障率有很大的关系。机器运行的外部条件包括电源、温度、湿度、接地线电阻、室内清洁度等，通常要求供电的电压稳定。有必要设置电压稳压器，从CT设备电源输入端测得电源总内阻<0.2 Ω。对于温湿度的要求，通常温度在22～24℃，相对湿度在50%～60%为好。

良好的接地线对于消除各类干扰是非常有效的。对计算机系统1 Ω以下，机房应设置2根地线：一条为信号地线，CT设备各个分系统设备应一点接地，且至接地点电阻应<200 MΩ；另一条为电源保安地线。将三相电源的中线作为地线是不可行的。

CT机房的清洁度对保证设备长期稳定运行具有潜在意义。它可能会造成图像模糊和伪影，因此加装有效的空气过滤装置是极其必要的。

2. *选择优良的与原机配套的X线管* 为获得良好的CT图像，必须要求优良的射线质量以及计量的恒定，以防止系统引起伪影。高质量的X线管具有良好的旋转阳极靶面，其旋转平面稳定，耐热性能好，从而使图像质量得以保证。

3. *正确、精确地实施系统调整* 系统调整包括管球的高压和电流、扫描架旋转、X线准直系统以及各类校正表。各类性能调整与校正表方法由厂家给定，须严格按顺序实施，只有这样才使图像质量得以保证。

4. *定期维护* 定期维护包括检查电源系统接线和接触器接点是否良好；各机器部分是否异常；某些部分是否需要加润滑油；各设备电源的输出电压是否正常；采用滑环技术的机器要查看碳刷长度及清除滑环上的碳粉；扫描架旋转速度及稳定性等。这样才能使CT设备长期运行稳定，从而确保图像质量。

5. *正确选择测量参数和检查程序* 临床上不仅要求高的空间分辨力，同时要求Z轴的分辨力也比较好。这样就要求对测量参数进行正确的选择。在诸多参数中，有些互相有内在联系。例如，在提高空间分辨力的同时，必须降低密度分辨力，这样就需增加剂量和断层厚度来减小噪声。总之，要合理选择这些参数，以使图像质量尽可能达到理想的水平。

第二节 CT设备质量控制

CT图像的形成要经过多个环节，各种因素和参量选择不当都将直接影响CT图像质量，若不能及时鉴别出来，将会造成临床医师的错误诊断。放射工作人员要及时分析和判断影响CT图像质量的因素，利用现有的手段合理选择各种参量和CT图像后处理功能，不断改善CT图像质量。不但要了解评价图像质量的标准和方法，而且要了解影响图像质量的因素及技术环节。

一、CT 成像系统的主要技术指标

成像系统整机性能的好坏决定了图像质量的优劣，所以对 CT 图像质量的评价和检测，就是对成像系统整体性能的评价和检测。从这个意义上说，评价和检测 CT 图像质量的参数，可视为评价和检测 CT 成像系统整机性能的参数。

（一）扫描时间和扫描周期

CT 成像系统的扫描时间越短，人体器官运动对获取高质量 CT 图像的影响越小。大多数 CT 扫描过程中，最短的扫描时间是指 X 线管扫描移动角度在 210°～240°的扫描时间，称为半程扫描时间(half-scan time)。在人体器官或组织运动影响不大的情况下，为了获取比较高质量的 CT 图像，一般都进行 360°的全程扫描(full-scan)，所需的扫描时间通常是半程扫描时间的 1.5～1.7 倍。

扫描周期(scan cycle)是指对一个体层平面(slice)扫描开始，完成一次扫描过程到下一次扫描开始所需的时间。扫描周期通常包括扫描时间、数据采集系统的数据处理和恢复时间、扫描装置重新定位时间等，其中扫描时间在扫描周期中占的比重最大，为 60%以上。在现有的 CT 扫描装置中，往往希望扫描周期越短越好，这样可以进行连续扫描，因而缩短扫描时间是缩短扫描周期的主要途径。目前，全身 CT 扫描装置的扫描周期可达 5 s 左右，每分钟可在某体层平面进行 12 次扫描。

（二）扫描区域和体层厚度

扫描区域是指 CT 扫描系统摄取被照人体的最大区域。临床上在保证不降低 CT 图像质量的前提下，希望摄影区域尽可能大。然而，由于 X 线束是以扇形束来照射平面的被测人体，射线到达人体中心与边缘处的距离不相等，随着摄影区域增大，将会使 X 线强度在被照人体上的分布不均匀，还会产生图像噪声等问题。从临床角度看，一般检查被测人体的胸部和脊柱等部位，摄影区域在 50 cm 即能满足需要，所以现在全身 CT 扫描系统设计的最大扫描区域为 40～50 cm。

CT 成像装置在体层平面上要得到比较高的空间分辨力，必须尽可能选择薄的体层厚度(slice thickness)，这样才能区分相邻组织结构的细微差别。由于技术上的原因，并且考虑到被照人体的照射剂量，选择很小体层厚度是困难的。一般将体层厚度选用在 5～10 mm；而对微细组织结构(如耳小骨)扫描，可将体层厚度选为 1 mm。

（三）空间分辨力

空间分辨力在 CT 设备中又称为几何分辨力或高对比度分辨力，是指在高对比度情况下鉴别细微结构的能力，也即显示最小体积病灶或结构的能力。在评价 CT 图像质量时，经常首先考虑空间分辨力。由于检测器有一定大小，取样有一定距离，所以空间分辨力由 X 线管焦点的几何尺寸决定，而基本与 X 线剂量无关。在 X 线剂量一定的情况下，空间分辨力与密度分辨力存在一定的制约关系，不可能同时改善空间分辨力与对比度分辨力(图 8 - 1)。

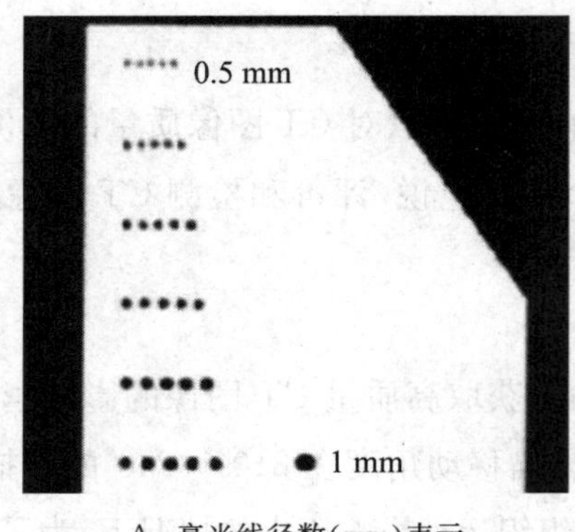

A. 毫米线径数(mm)表示

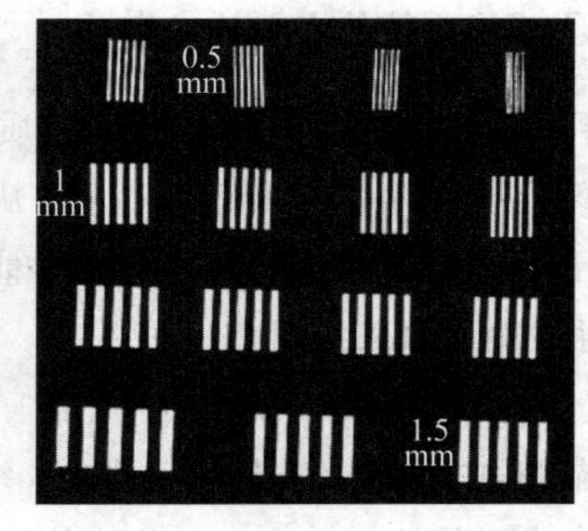

B. 每厘米线对数(LP/cm)表示

图 8-1 空间分辨力

(四) 主要技术参数

评价一台CT成像装置的好坏,可以通过描述其主要技术参数来衡量,如表8-1所示。

表 8-1 CT成像装置主要指标

项目	指标范围	项目	指标范围
扫描时间	0.33～3 s	空间分辨力	0.5～1.0 mm
重建时间	1～2 s	对比度	2～4 HU
扫描区域	40～50 cm	扫描周期	4～5 s
体层厚度	1～10 mm		

表中每个技术参数简要说明了CT成像装置某一方面的性能,若全面衡量CT成像系统的性能,需要将其性能指标进行综合考虑。

二、CT图像与X线照片评价比较

CT成像与传统X线摄影有很大的区别,不能沿用评价传统X线照片的方法来评价CT图像质量,可以通过了解CT图像与传统X线照片的不同之处来理解对图像质量的分析。

CT图像与传统X线照片相比较,主要区别如下。①CT图像没有严重的散射线影响。传统的X线摄影采用锥形X线束,作用于人体后产生较多的散射线作用于X线照片上;而CT成像装置中采用狭窄的扇形X线束,绝大部分散射线已被排除,位于扇形束内的散射线也被检测器前面的准直器滤掉,因而CT图像质量很少受X线散射的影响。②CT图像没有影像重叠。传统X线摄影将三维物体成像在一个二维平面上,使X线照片上的人体结构图像相互重叠,大大降低了图像的对比度;CT成像装置是为了解决影像重叠现象而设计的,并且可以改善辨别各种器官或病变组织的密度分辨能力,提高低对比度软组织的成像质量。③CT图像中出现的伪影或干扰源的影响较严重。传统X线摄影出现伪影或干扰源只能影响局部照片,辨别起来比较容易;而CT图像中某处的干扰源或产生伪影,将影响整个图像,产生的效果不易辨别。④CT图像的空间分辨力在某种情况下比传统X线照片低。这是因为X线照射人体后用感光底片直接摄影,其胶片感光颗粒要比CT成像装置中检测器取样尺寸小得多,而且CT图像还要经由一定数量的测量值计算出CT值,再得到显示灰度的图像后摄取照片,这些过程都影响CT图像的空间分辨力。在检测人体肺部和脊骨等器官时,传统的X线照片要比CT图像空间分辨力高。⑤影响CT图像质量的因素多且复杂。在不同的扫描方式及参量设置下,将产生图像各异的画面,直接对图像质量产生影响。例如,丢失某一测量值、反投影时某一数值出现干扰以及滤波参数选择不当等都会影响CT图像,甚至影响整幅图像。

因此,CT图像质量的评价比传统X线照片复杂得多,影响因素多。在实际应用或操作CT成像装置中,要能及时分析和辨别出影响CT图像的干扰因素,及时加以调整或改善CT成像装置,这样才能保证CT图像质量,不致产生错误诊断。

三、CT图像质量的参数

(一) 对比度与对比度分辨力

CT图像对比度是表示不同物质密度差异(主要是针对生物体的组织器官及病变组织等)或对X线透射度微小差异的量,是对不同物体密度的分辨能力。对比度分辨力又称密度分辨力,通常用能分辨的最小对比度的数值表示。表现在图像上像素间的对比度,是它们灰度间的黑白程度的对比度,通常采用两种定义方法,一种是根据调制给出的,设a和b分别为CT值的最大值和最小值,则定义对比度:

$$\Delta = \frac{(a-b)}{(a+b)} \times 100\% \qquad 式(8-1)$$

另一种定义是相对对比度:

$$\Delta = \frac{(a-b)}{a} \times 100\% \qquad 式(8-2)$$

例如,水与有机玻璃的相对对比度约为12%。

对比度分辨力是在感兴趣区内观察细节与背景之间具有低对比度时,将一定大小的细节部分从背景中鉴别出来的能力。这里要区分对比度和对比度分辨力,前者是由X线质决定的,某一测试模型充上液体后,通过不同的X线质产生不同的对比度效果;后者是由相应的CT成像装置的噪声状况决定的。由于对比度分辨力受到噪声的限制,所以常常用噪声的标准偏差来表示,特别是对低对比度区域中的分辨力。

按国家GB标准,高对比度分辨力的定义是:物体与匀质环境的X线线性衰减系数差别的相对值>10%时,CT图像能分辨该物体的能力;低对比度分辨力的抽象定义是:物体与匀质环境的X线线性衰减系数差别的相对值<1%时,CT图像能分辨该物体的能力。国家GB标准对上述两种分辨力的检测方法,是通过对适合直接进行图像视觉评价的各种规格的体

模进行扫描之后对所得图像进行视觉评价；对验收检测、状态检测以及稳定性检测合格标准有具体的数值规定；而且，每月都要按国家标准进行检测。检测中，要求单次扫描的X线的剂量≤50 mGy(脑织扫描)。

1. 空间分辨力(高对比度分辨力)　空间分辨力(spatial resolution)是指在某物体间对X线吸收具有高的差异、形成高对比的条件下，鉴别其微细结构的能力，又称高对比度分辨力。传统的空间分辨力检测方法是选用一个带有不同孔径的测试卡，这种测试卡通常是在直径为200 mm、厚15 mm的有机玻璃上，排列Φ0.5～Φ4.0 mm的圆孔，各排圆孔之间孔距与圆孔直径一样，每组圆孔按彼此间的中心距离等于该组圆孔径2倍的方式排列。利用这种测试卡可以检测出CT扫描装置对测试卡上圆孔的分级，其分级的程度也就决定了该装置的空间分辨力。CT成像装置能区别的最小孔径，即为该装置最高的空间分辨力。

空间分辨力是指对物体几何尺寸大小的鉴别能力，常用每厘米内的线对数(LP/cm)表示。空间分辨力主要由像素大小决定，扫描图像矩阵中的像素数目越多，其尺寸就越小，图像的分辨力就越高，观察到的图像细节也就越多。反之，扫描图像矩阵中的像素越少，其尺寸就越大，图像的分辨力就越低，观察到的图像细节也就越少。空间分辨力还与单个探测器间的距离、重建矩阵、采样密度、机器精度和X线管焦点大小等有关。

空间分辨力通常采用两种方法来测试和表示：①采用成对排列、黑白相间的分辨力测试体模或由大到小排列的圆孔测试体模测试表示；②采用调制传递函数(modulation transfer function, MTF)测试表示。采用黑白线条体模测试以线对数(LP/cm)表示，而用圆孔体模测试则以毫米线径数(mm)表示。两者之间可用数学式转换，即5÷LP/cm＝线径(mm)(图8-2)。

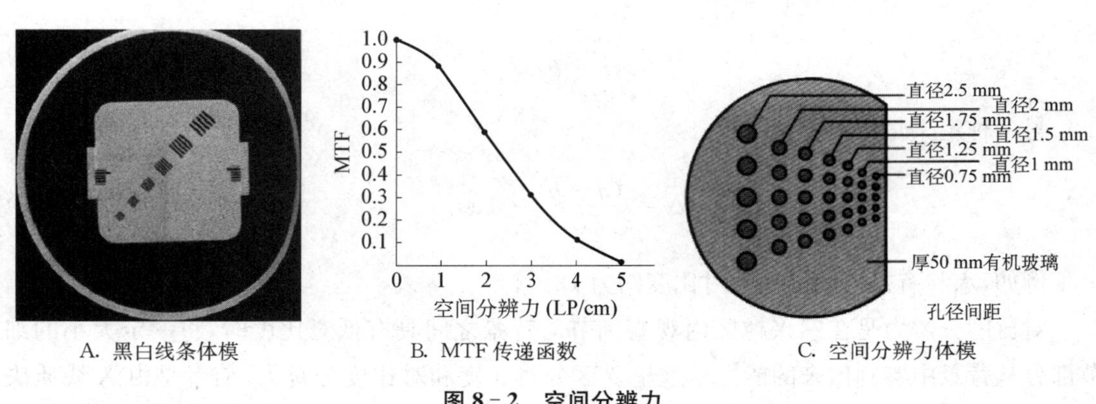

A. 黑白线条体模　　B. MTF传递函数　　C. 空间分辨力体模

图8-2　空间分辨力

空间分辨力的测试工具：空间分辨力测试体模。

空间分辨力的测试步骤：①使空间分辨力模块轴线与扫描层面垂直并处于扫描野中心。②采用生产厂家给出的标准头部扫描条件进行扫描，单次扫描的剂量指数不得大于50 mGy，得到扫描像。③调整窗宽和窗位等条件，使测量空间分辨力的图像达到最清晰状态，确定能分开的最小构件尺寸。当构件分别为孔状或条状模块时，其单位分别用mm、LP/cm表示。④改变不同的算法、层厚、矩阵，再分别在原来的位置上扫描测试模体。⑤结果分析：设置最窄窗宽，逐步调高窗位，确定每幅图像目测的极限分辨力，如有必要可放大图像来识别。另一种评判结果的方法是从线对卡中间画出一条倾斜的层灵敏度剖面线，剖面线的波峰数即等于可分辨的线对卡数。

2. 密度分辨力(低对比度分辨力)　密度分辨力表示的是影像中能显示的最小密度差别，又称低对比度分辨力。CT的密度分辨力受噪声和显示物的大小所制约，噪声越小，显示物越大，密度分辨力越佳。CT图像的密度分辨力比X线照片高得多。

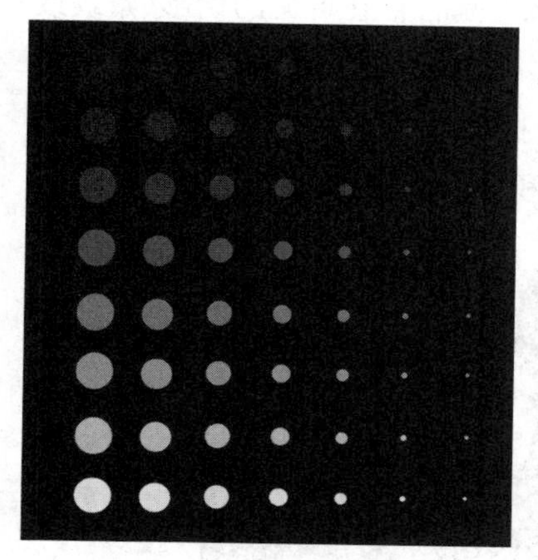

图 8-3　密度分辨力

密度分辨力能够区分的密度差别程度以%表示，是CT性能和证明图像质量的指标之一。如果CT的密度分辨力为0.5%，则表示两种物质的密度差别≥0.5%时即可辨别。当密度差别<0.5%时，由于受噪声干扰，无法辨别(图8-3)。

密度分辨力是指在低对比度的情况下分辨物体密度差别的能力，常以百分数表示。CT扫描图像的密度值由计算机二进制的数字表示，模拟数字转换器将连续的密度转换为一系列离散的灰阶水平，并将所有的数值同某一密度级相比较，与其相似的灰阶被转换为准确的该级灰阶水平。黑白之间灰阶值有许多级，可用的灰阶等级或灰阶水平由2N决定。N是二进制的位数，常被称为比特(bit)。比特是信息量的单位，其值越大，表示信息量越大，量化精度也越高；其值越小，量化精度就越低。比特值决定着CT扫描图像的密度分辨力，同一幅图像用不同的比特值量化，会获得不同的密度分辨力。比特值越大，量化精度越高，密度分辨力也越好。

图像密度分辨力的主要因素是CT机在扫描过程中所产生的噪声。如果两个密度差很小的组织，在扫描时获得的像素差值比噪声的误差还小时，就会被噪声的误差值所掩盖而无法分辨。噪声可通过增加X线的光子数量即增加扫描条件得到改善。日常工作中采用小的层厚须加大扫描剂量，就是因为小的层厚减少了X线的光子量。除噪声以外，密度分辨力还受物体的大小、通道分辨力、层厚、重建卷积函数等因素影响，与常规X线影像设备相比，CT具有更高的密度分辨力。CT的系统密度分辨力测量采用由不同孔径成行排列的圆孔体模(图8-4)。

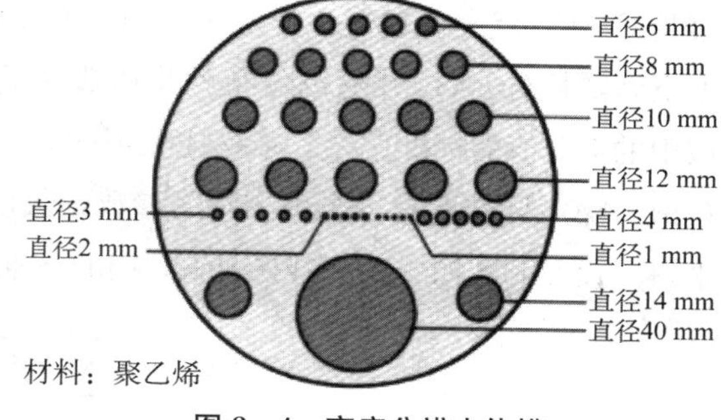

图 8-4　密度分辨力体模

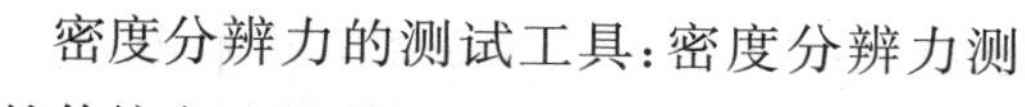

密度分辨力的测试工具：密度分辨力测试的传统方法是采用一个带有许多孔的圆柱形模型，通过模型中的孔注入不同密度的物质来改变孔与周围的对比度，因为不同的物质可以具有不同的射线衰减能力。

密度分辨力的测试原理：低对比度物体的能见度主要受图像噪声的幅频特性的限制。物体对比度可以简单地用图像中相邻两区域的CT平均值的差来表示。要得到与能量无关的响应，就要求目标与背景区域两种材料的差别与能量无关，即两种材料物理密度和衰减系数与水的差别与能量无关。

密度分辨力的测试步骤：①根据厂家建议进行校准扫描；②将检测体模放在诊视床上，令体模的密度分辨力模块中心轴与旋转中心轴一致；③采用标准头部扫描条件扫描该模块，得到密度分辨力扫描图像（图8-5）；④用窄的窗宽检查图像看是否存在可见的伪影（条纹或环），若需要重复空气校正扫描；⑤调整窗宽、窗位，仔细观察图像，确定在低对比度条件下能分辨的最小目标的尺寸，即为密度分辨力；⑥在同样条件下扫描3次，求3次测量的平均结果；⑦验收检测中，需改变不同的毫安秒（mAs）、管电压、卷积函数再分别按以上步骤测试。

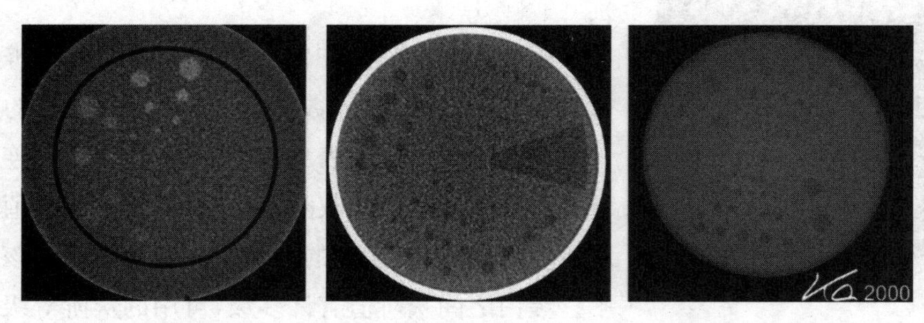

A. 窗宽窗位的扫描图像（Ⅰ） B. 窗宽窗位的扫描图像（Ⅱ） C. 窗宽窗位的扫描图像（Ⅲ）

图8-5 密度分辨力扫描图像

（二）噪声

图像的噪声（noise）也是评价图像质量的有用参量。在CT成像过程中，有许多数值变换和处理过程会形成图像噪声，影响图像质量。这些噪声主要有X线量子噪声、电气元件及测量系统形成的噪声以及重建算法等造成的噪声等。

1. *噪声概念* 在CT成像装置中，如果扫描一个均匀材料的物体，在一个特定区域中观察其CT值，就会发现这一特定区域内的CT值并不是一个固定值，而是围绕着某一平均值上下做随机分布，这种随机分布就是由成像装置产生的噪声所致。可以用这一特定观察区域中的CT值的标准偏差σ来描述噪声的大小，它是围绕此区域的平均CT值上下变化的定量值。噪声标准差是一个可测量的参数，通过计算所考虑区域内的平均CT值的标准偏差来求得。设CT图像中感兴趣区（ROI）内的标准偏差为：

$$\sigma=\sqrt{\frac{1}{n}\sum(\mathrm{CT_i}\text{值}-\overline{\mathrm{CT_i}}\text{值})^2} \qquad \text{式(8-3)}$$

式中n为ROI内像素数目；CT值为ROI内的实际CT值；$\overline{\mathrm{CT}}$值为ROI内平均CT值，$\overline{\mathrm{CT}}\text{值}=\frac{1}{n}\sum\mathrm{CT}\text{值}$。

2. 图像噪声与空间分辨力　在CT图像重建中，使用各种不同类型的卷积滤波器和图像重建算法，产生不同的图像质量交换补偿。例如，当卷积滤波选择稍微平滑滤波器时，空间分辨力降低，噪声同样降低，但改善了图像对比度分辨力，因此可利用这种滤波器对软组织中大的低对比度区域有效地显示图像；当选择一种边缘增强滤波器时，能使被照ROI的细节清晰，改善了空间分辨力，但由于它对被测信号进行了微分作用，使噪声信号增强，降低了对比度分辨力，这种滤波器可使骨质结构的细节清晰显示图像；当测得一组原始数据后，可分别采用标准算法和高分辨算法，分辨力较低的标准算法显示图像噪声标准偏差低，而分辨力较高的算法显示图像噪声标准偏差高。从上面示例可以看出，在实际应用中要根据不同的应用类型选择不同卷积滤波函数，使空间分辨力与图像噪声之间得到合理补偿。

3. 图像噪声与X线剂量　按国家GB标准，噪声的定义是：在均匀物质的影像中，表示给定区域的各CT值对其平均值的变化的量。其量值用给定区域CT值的标准偏差表示。X线剂量系指在X线扫描中，投照受检体所使用的X线的剂量，由前述可知，它决定于X线的强度和硬度。增大X线的剂量可以降低图像噪声。测量系统中，某些部分如X线管及电子电路元件产生固有噪声干扰，主要是X线量子噪声干扰，会使CT图像的对比度分辨力下降。

噪声的测量工具：水模或均匀模块。噪声的测量原理：噪声限制低对比度细节的观察。

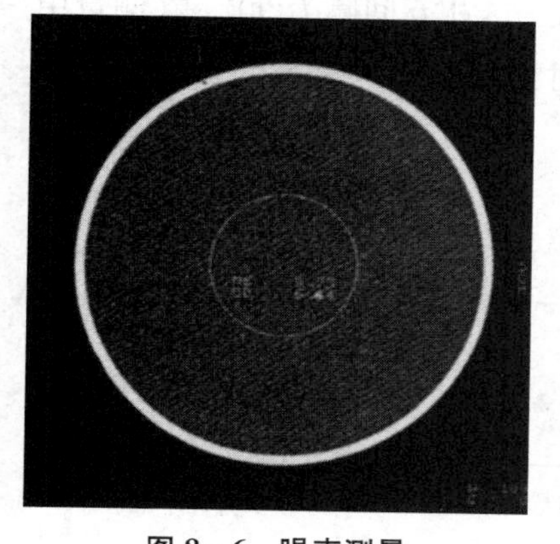

图8-6　噪声测量

噪声的测试步骤：①以标准头部扫描条件扫描体模的均匀层，贮存原始数据；②以窄窗宽检查影像观察伪影（条形或环形），如伪影严重，重复空气校正步骤；③将面积为1 cm^2的ROI置于扫描体模影像中心，记下像素值的标准偏差δ；④噪声N＝δ×0.1%；⑤在验收检测中，还应分别改变层厚、mAs和算法分别进行扫描和测量；⑥标准的噪声测量应与厂家的性能指标比较，如与预计值有明显差别则说明校正没有做好，也有可能是探测器问题，或电源波动、准直器没对准、发生器刻度不对等原因引起的（图8-6）。

（三）层厚

层厚是指被激发层的厚度。通过测量铝带宽来评价层厚，宽度为半值全宽。测量层厚的方法通常是扫描体模中一斜置或呈螺旋状的金属丝（片），利用几何投影原理，金属丝（片）在扫描影像上的长度（CT值分布曲线的半高宽）乘以金属丝（片）与扫描平面夹角的正切即为层厚。如果在体模中放置的是螺旋状金属丝（片），则通过影像弧度推算层厚。图8-7是测量层厚的示意图。

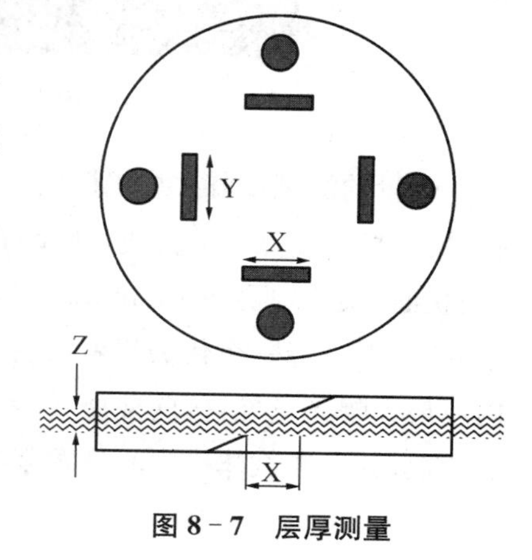

图8-7　层厚测量

层厚的测试步骤：①将层厚测试模块置于扫描机架中心，并用定位灯校准，床与扫描机架不能倾斜。采用标准头部扫描条件扫描体模，选择需测量的层厚。②将窗宽调至最窄，逐渐调高窗位，使斜线像在即将消失时记录下此时的窗位L1，测量图像背景的CT值为L2。③将图像的窗位调到(L1+L2)/2，测量此时斜线像投影长度X。④分别测量上、下、左、右X的长度，取4条线的平均值，然后乘以夹角的正切值，此时的乘积值等于实际的层厚值。除了按测试方法所述测试步骤规定的条件外，还应用两组扫描参数扫描，对应于临床上使用的最大、最小的标称层厚。

层厚越薄，空间分辨力越好，但同时层厚越薄，噪声越大，密度分辨力会降低。而且，由于切层薄，扫描的层数就会增加，患者接收的X线剂量的总量增加。现在CT机扫描最薄层厚可<0.5 mm，在某些特定检测条件下可使用。同样的道理，层厚越厚，检测器接收的光子数增多，密度分辨力增强，空间分辨力降低。

(四) 剂量

剂量需要用辐射检测装置在测试物中心离边缘1 cm处测定CT剂量指数(CTDI)来确定剂量。测试设备：测试剂量的体模为16 cm直径(用于头部)和32 cm直径(用于体部)的有机玻璃圆柱体，该测试体模的厚度要大于所用辐射检测装置中电离室的长度(图8-8)。测试体模内有足够大的孔，以便放入辐射检测装置的电离室。这些孔要平行于测试物的对称轴，共有5个孔，中心1个孔，其他4个孔离测试体模表面1 cm，相互间隔为90°。在测量中不用的孔要紧紧地插入与测试体模相同的材料插件。辐射检测装置电离室的长度至少为10 cm，其直径应与测试体模中的孔相一致。

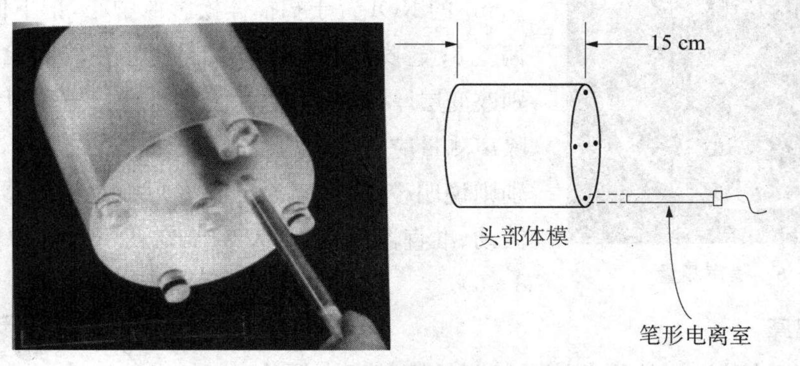

图8-8 笔形电离室测量CT设备剂量

剂量的测试步骤：①在扫描区中心±5 mm处，放置测试体模(头部或体部)，其中有一个孔要在时钟12点钟的位置，测试体模的长轴与扫描中心线，无论在水平(冠状面)或垂直面(矢状面)误差均要在±2 mm以内，另外扫描面需在测试体模中心。如果CT扫描小于或大于360°，要选择一个代表患者所受最大剂量的位置。②将电离室放入时钟12点钟位置的孔内或最大曝光量处，按前文所述参量扫描(以后测试要用相同参量)。③记录辐射检测装置的读数，并在测试体模中心处重复测量。

第三节　CT图像的质量评价

对CT的性能进行评价是十分复杂的。然而，从技术或物理层面来看，判断CT系统质量的决定性标准是CT图像的质量。成像系统重建的图像质量究竟好与坏，是否在图像上真实表现了组织结构，是否在图像上出现了非真实的病变即伪影等，都是在CT质量控制中需要认真评价和重点关注的。在一定意义上，可以说CT图像质量综合反映了CT系统的整体质量水平。下面就有关CT的质量、参数等进行阐述。

一、图像质量的评价

在获取一幅CT图像后，最重要的问题是对图像可靠性、正确性程度的把握，这就是图像质量的评价问题。成像系统整机性能的好坏决定了图像质量的优劣，所以对CT图像质量的评价和检测，就是对成像系统整体性能的评价和检测。从这个意义上说，评价和检测CT图像质量的参数，可作为评价和检测CT成像系统整机性能的参数。CT图像的建立要经过许多技术环节，图像质量受许多因素的制约，所以临床医师不但要了解评价图像的质量标准和方法，而且要了解影响图像质量的因素及技术环节。

不能简单地采用类似评价胶片、电子相机和X线照相的方法。一个CT重建图像包括了需要定义“精度”和“准确度”的定量信息。精度描述了一次测量的可重复性，而准确度表征了测量结果接近真实的程度。CT的最新技术发展将图像进一步扩展到四维：即三维在空间上，一维在时间上。显然，这是一个很大的课题。

二、图像性能指标

图8-9中两张图片的分辨力是一样的，通过混入细粒状噪声使得右面的图像看起来比左面的图像更为清晰，但是通过客观的测量证明事实并非如此。

因此，评价CT图像的质量必须要有客观的依据。科学工作者为了评价一台CT设备在

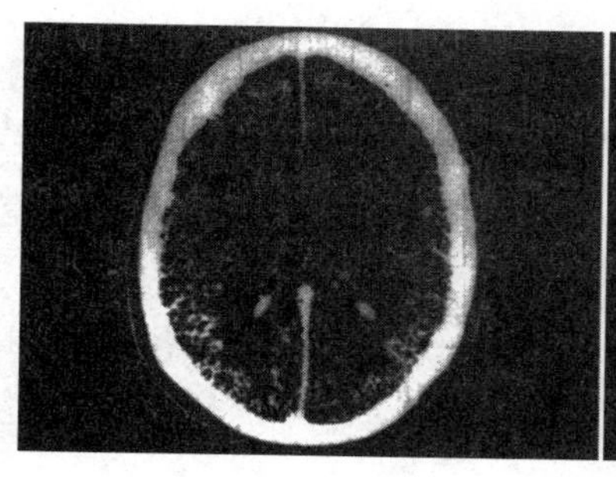

A. 无噪声图像

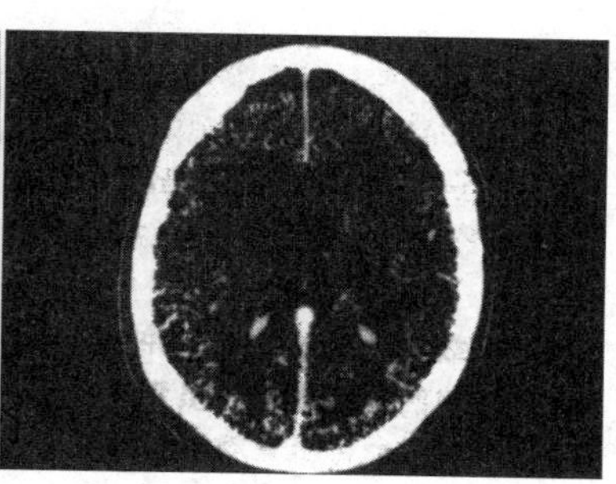

B. 噪声图像

图8-9　分辨力

医学诊断上性能的好坏，对CT设备图像质量评价提出了几个指标：噪声、高对比度分辨力(又称为空间分辨力)、低对比度分辨力(又称为密度分辨力)、伪影等。

(黄清明　季智勇　孙连柱)

思考题

1. 试述CT图像质量评价的主要参数及其定义。

2. 请写出CT图像伪影的种类、表现形式和纠正方法。

3. 为什么受检者剂量这一参数必须给予充分重视？影响X线剂量的因素及其表示方法和选择原则。

4. 何谓图像噪声？影响图像噪声的主要因素是什么？如何定量描述CT图像的图像噪声？

5. 请阐述密度分辨力、空间分辨力及层厚的相互关系。

6. 要获取优质的成像，扫描中需注意的技术条件包括哪些内容？

第九章 CT设备安装与维修

CT 设备作为大型精密医学影像设备，经过多年的发展，得到了广泛的应用，为疾病的诊断提供了强有力的依据。CT 设备运行状况不良或发生故障时，会给整个医院诊疗管理带来很大的影响，主要表现在以下 3 个方面。①从诊疗、检查方面讲，它会影响 CT 图像的质量，进而影响对疾病判断的准确性，甚至造成误诊误治；②从经济效益方面讲，当 CT 发生故障造成停机，修复需要时间成本，同时需支出维修费用，影响其他科室相应诊疗业务的开展；③从社会效应方面讲，当患者来医院就诊时由于 CT 故障而无法进行检查可能延误病情，给医院的声誉造成不良影响。

因此，在 CT 安装初期，就要全面考虑选址恰当、方便患者就诊、保养维修便捷等，使 CT 设备能够处于良好的运行工作状态，这对整个医院的诊疗活动来讲是十分重要的，也就涉及 CT 设备的安装维护相关工作。

第一节 CT 的安装

根据制造商机器质量和故障跟踪调查记录显示，同一型号、同一批次出厂的 CT 设备，在使用寿命、开机率等方面均有不小的差别。其中，CT 设备的机房工作环境、机器的使用和日常保养及维修等方面的工作状况，均对 CT 的性能指标具有极大影响。

一、安装的场地要求

CT 设备房的选址应当体现“以患者为中心”的服务理念，根据医院工作流程布局，整体规划，考虑全局，应遵从以下基本原则。①方便患者就诊。CT 设备房一般应当位于医院门诊和住院部中心位置且设置在一楼，门诊或者急诊科往往会有一些外伤患者或者脑血管意外患者，常常需要快速明确诊断，紧急处置，病房中也经常会有些危急症患者，因此要求能够快速便捷地将患者运抵 CT 设备房，缩短患者转运时间，方便患者就诊。越来越多的医院在急诊室单独配置一台或多台CT设备。②有利于影像科整体布局规划和影像管理系统的实施。现在影像科配置有多种影像设备,各种设备之间有着学科互补性。将影像科设备集中在一起,一方面方便患者就诊,另一方面也便于学科建设,有利于影像管理系统的实施,便于图像的管理和集中诊断,实现影像资源共享。③有利于CT设备的安装和维护。CT为大型精密医学装备,机房选择应当注重防潮、防尘、防震。CT设备一般结构比较沉重,安装在底楼层面可以降低楼层的负重和机房防护施工,同时方便安装与维护。

在经过前期的大型设备配置许可申请、可行性采购论证、招标定下机型以后,厂方会安排场地工程师进行实地勘察,进行场地设计。一般要求机房结构坚固,面积随机器大小和相应辅助设备多少而异,高度以3 m为宜。

在进行机房建设时,首先需要进行环境影响评价和职业病危害放射防护预评估,申领《辐射安全许可证》。设备安装验收完成后要进行机房辐射防护效果检测并进行竣工验收,然后申领《放射诊疗许可证》和《大型设备配置许可证》。

主机机架底座部分要下挖并按照要求浇筑,能够承受机架有效负荷,防止机架下陷。同时根据机器安装要求,预留辅助用房和铺设电缆所用的电缆沟,电缆的铺设应避开交流电磁场(如变压器、电感器、马达等),且信号线和电源线应屏蔽、分路铺设。必要时需要做有白铁皮衬里的电缆暗沟,上面加盖,且有防鼠害措施。若电缆线太长,应该波形铺设,不可来回折叠;若有光纤线缆,则应有相应保护以免折断。地面可以使用PVC塑胶地板或者木地板等铺设,要求既可防潮又可防尘。

CT设备是放射源,整个机房的墙壁、楼板、门窗等都应该符合放射防护要求。一般应根据CT使用时的最高千伏电压来决定,如125 kV的机房,其X线防护层应达到相当于2 mm防护铅当量,墙体可以采用24 cm厚的普通砖混结构,并用水泥灌缝,或者16 cm厚的混凝土,在墙体上要按照场地图纸设计要求准确设置预埋件并留好预留孔。

二、安装的工作环境要求

1. *安全紧急装置* 扫描室和控制室要安装紧急断电开关,以便工作人员一旦发现机组情况异常,可就近立即进行断电操作,防止意外事故的发生。安全紧急开关应安置在离地1.6~1.8 m的墙上,防止人员靠墙而引起误触误碰。在扫描室、控制室离地0.3 m的墙壁上,需设若干个单相三线的电源插座,以便今后机器维修保养、局部照明和其他辅助用电设备或仪器的使用。每组插座旁最好能有单板空气开关控制保护。

2. *环境要求* 一般情况下,CT扫描装置的环境工作条件应满足如下条件。①环境温度:扫描室为20~28℃,控制室为18~28℃;②相对湿度:扫描室为30%~70%,控制室为20%~80%;③大气压力:700~1 060 hPa;④空气净度:必须保证CT设备房的空气净度,以使电气设备正常运行。静电感应可使灰尘吸附于零部件表面,既影响散热、光信号传输,又降低元器件的绝缘、耐压等电气性能。一般可通过空调过滤、风帘和排气风扇来保持与室外新鲜空气的交换,减少空气中的颗粒物。

此外，有些设备供应商还特别指出，正常的工作环境温度与相对湿度的相互关系还应满足特定曲线区域关系，即两者组合不得超出图中闭合曲线的范围，如图 9－1 所示。

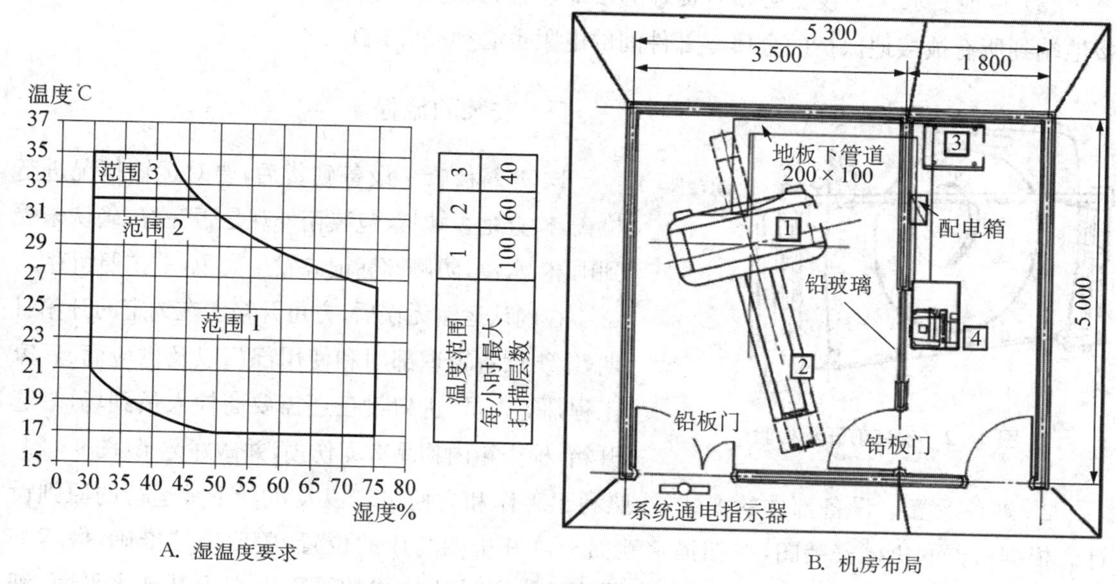

A. 湿温度要求　　B. 机房布局

图 9－1　CT设备房布局和温湿度要求

为了保证 CT 设备在最佳的工作环境中运行，延长机器的使用寿命，各 CT 制造商对扫描室、控制室的温湿度和空气净化度都有推荐的最佳条件，如表 9－1 所示。

表 9－1　CT设备最佳运行条件

条件要求	温度(℃)	相对湿度(%)	温度变化率(Δu/h)
机器操作时	22±3	50，无凝水	6
停机时	15～35	10～60，无凝水	
空气应达到 B2 级净化要求，若有计算机室：温度则设定在(18±2)℃为宜			

因此，要在 CT 设备房配置空调、除湿机和通风机等，并且要配备温湿度计等以监测机房环境。

3. *电源要求*　CT 设备的电源不仅要求电源能够提供足够大的电源功率，而且要求电源频率稳定。

(1) 供电要求：CT 电源电压值的允许范围为额定值的 90%～110%；电源频率 50 或 60 Hz，频率值的允差为±1 Hz；电源容量由各企业标准规定。CT 设备所需的电源应尽量由配电间用专用电缆提供，应保证专线专用，不可以与空调、电梯等其他感性负载设备共用。为了确保 CT 设备的供电稳定，抑制脉冲浪涌干扰，一般需加接交流稳压器。若条件许可，则建议每相再安装一个滤波器。现在 CT 设备在出厂时，会自带一套系统计算机用的不间断电源(UPS)，若本身没配置 UPS，建议最好去购买一台，以保障计算机系统正常工作，防止突然断电造成数据丢失、程序出错和零部件损坏。

(2) 功率要求:CT 系统电源干线容量应大于机组额定总功率的 10%～20%,并具有足够小的内阻。

(3) 接地要求:CT 设备必须有良好的接地装置,其电阻<4 Ω,并每隔半年需检查一次。接地端到所有被接地保护的金属零部件间的电阻也必须<0.1 Ω。

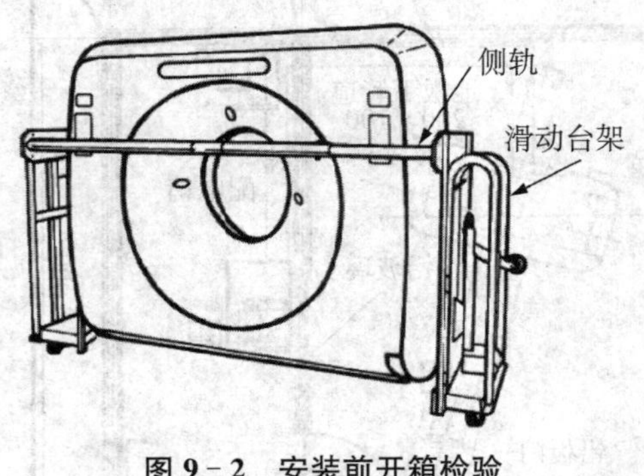

图 9-2 安装前开箱检验

三、安装的流程

1. 开箱检验 设备到货后,要对运输情况进行检查,检查是否缺货、包装箱外观是否完好,确认未受到雨淋、水浸,防侧倾标记未发生变色,并拍照留存。

在确认运输无误后,方可开箱。在约定的开箱日期,组织设备管理部门和使用部门以及供应商、厂家工程师等人员,进口设备还需要商检人员到场,一起开箱,检查箱内物品有无伤损,并做好记录(图 9-2)。

2. 部件放置 设备部件的安装,按照利于工作和方便患者以及机器正常运行的原则设计。根据机器的机械安装图,在扫描室地面上画好机架与床的位置,争取定位准确,搬运一次到位。要注意使机架扫描旋转轴与床面移动中心轴所构成的平面垂直于基准水平面,细心对准后,用地脚螺丝固定。

3. 铺设配线 设备就位后,按照安装手册,将各部件连接电缆连接到位,并检查各个连接件、螺丝等,确认连接紧密无松动,最后连接电源电缆。

4. 通电调试 机械安装完成后,确认电压、相序、地线等均正常,尤其是相序。一定要重点确认,否则可能会引起机架运动反转,损坏设备。通电试验,检查各运动部件等是否运动正常。通电测试完成后进一步对机器性能参数进行调试和检测校准。

第二节 CT 的日常维护与保养

一、操作规范

CT 价格昂贵、结构复杂、模式繁多,任何操作必须谨慎,稍一差错就有可能影响正常运行。一般来讲应遵循以下原则和规程。

1. 加强操作人员的技术培训,合理使用扫描参数 CT 操作必须经过专门的上机培训,具备专门知识和操作技能,熟悉 CT 设备的结构、工作原理、不同病变的参数选择等。应按国家的相关规定,经过专门的 CT 设备上岗培训并获得合格证书,掌握上机操作要领后才能上机操作。CT 设备针对不同的扫描对象和人体器官组织,设置有不同的扫描参数组合。操作人员也可根据本医院患者的具体情况,摸索规律,制订合适的参数组合。这样一方面可减少操作时间，另一方面也保证了图像的诊断质量和诊断的可比较性，同时维护了机器的使用寿命。操作人员加强自身的业务素质训练，掌握操作技巧，灵活安排高、低剂量患者的交叉诊断顺序，合理选择扫描模式和窗宽、窗位，对提高疾病的确诊率、患者的流通率，保证机器的完善率和开机率是十分有利的。

2. 严格执行开关机操作顺序　制造商随机发送的CT操作手册中一般对系统开机和关机的先后顺序作了详细规定，这是CT能正常运行的必要条件。CT系统复杂，部件众多，线路密集，信号频率高，在开关机阶段有大量的程序要装载、启动或卸载退出，有许多数据状态信号、工作指令要传输、检测、应答、通讯，而此时又是电源的不稳定阶段，瞬间开关接触器、继电器动作均会造成脉冲干扰和电流瞬态冲激。若开关机动作不规范，必然会加剧冲激的强度，造成器件损坏。另外，扫描后X线管必须有散热降温过程，突然关机会破坏这一过程，影响球管的使用寿命。

3. 注意X线管的预热　CT设备上电引入应用程序后，一般会进入一个X线管预热过程，这是因为X线球管曝光必须要达到一定的工作温度，必须保证它的温升梯度。突然施加高压会使球管因冷热骤变造成球管靶面龟裂或产生游离气体，降低X线管耐压值，同时还容易使冷却油炭化，绝缘性能下降，引起管套内放电，造成恶性循环，从而降低X线管的使用寿命。故必须重视X线管的预热，碰到夜间急诊时尤其显得重要。

4. 防止辐射干扰　CT中包含了大量的处理器、A/D转换器、传输器等大规模高集成芯片和可触发功率器件。大量的信息数据、状态和指令在系统内以高频方式快速传输。外界的高频或低频干扰会影响这些信号发挥正常功能，造成程序中断、数据丢失和软件损坏。

5. 加强防病毒措施　目前许多CT设备装备通用PC机的外设和板卡。必须加强机房的盘片和操作管理，禁止外来移动存储设备接入计算机使用，如U盘等。

6. 注意操作过程中机器运行状况　扫描过程中要随时注意操作台和监视屏上各参数的变化和信息提示，观察患者的情况，及时发现异常，采取相应措施。在扫描期间严禁随意按键或用鼠标点击菜单，调换成像参数和机器条件。注意扫描的间隔时间，禁止超热容量使用。

7. 定期对机器进行性能校正　CT设备的成像与检测器的位置、性能参数、余辉时间、前置放大特性、球管输出特性、高压稳定等因素有关。这些因素在预处理阶段通过各种校正表的补偿得以纠正。但随着机器的使用、器件的震动、气候的变化，有些校正表不能适应新的情况，此时应该重新造表以适应当前的偏差环境。空气校正、水的CT值测定、像素噪声就是其中几项实用的，同时又是较易操作的校正。

8. 机器工作状况日记及机器档案　CT设备日常工作状况的记录对维护机器良好的运行状态、保证开机率是十分有用的；对今后可能出现的故障，可提供诊断判别的第一手资料。

工作状况记录一般应包括下列内容：①当日的机房温度、湿度和电源情况；②当日患者的数量、扫描模式（可参阅患者登记）；③机器使用状况（若有故障出现，要写出错信息时间、处理措施和结果)；④机器若进行过清洁或保养，要作记载。

机器维修档案应包括：①机器安装交接后的原始测试图像和安装交接记录，以便日后参照、对比；②机器维修记录，如时间、原因、维修人员及维修后效果；③机器零部件更换记录、时间、序列号及版本号(包括软件及固化软件)、理由(出错提示、故障情况及故障判断)。

二、日常维护

1. *日常维护* 日常维护和定时保养对保证CT高的开机率是必不可少的。它应包括CT设备房的清洁打扫、机房温湿度的控制、机器安全的检查、机架位置的检查和复位、辅助器具的整理、易耗品的添置等各项内容。

2. *机械部件保养* CT系统的机械运动部件，如CT检查床、扫描机架、球管与探测器等的运行，均是计算机中央系统控制操纵运行的，它们的运行状态对CT设备的正常工作影响较大。所以，这些机械部件的保养十分重要。①应经常检查CT检查床的水平、垂直运动自由度，观察有无摩擦、卡死现象，对升降和进退的轨道适时涂上润滑油，以减少摩擦和磨损。②为了防止部件的电镀部分生锈，应经常用油布擦拭，然后用柔软的干布擦净，避免碰撞喷漆或烤漆部位，以免漆皮或镀层脱落生锈。③应经常检查扫描机架的活动情况，正负倾斜运动时是否均衡匀速，运动声音是否正常、有无卡壳现象。必要时对扫描机架的倾斜运动轴涂抹润滑油，防止磨损，增加灵活度。④对扫描机架内球管和探测器运行的旋转轴、视野调节轨道应该经常检查，看有无磨损、断裂，并经常涂上润滑油。⑤应经常检查CT设备各部件的紧固件，如螺丝、螺母、销钉等是否有松动或脱落现象，如有应及时加以紧固，特别是扫描机架内以及影响机器安全稳定的螺丝等紧固件尤应注意。紧固件的替换和紧固的力矩要严格按用户手册规定实施。⑥所有的传动和平衡用零部件，如滑轮、轴承、齿轮变速装置、传动装置和各种轨道及钢丝绳等，要存细检查，及时按更换原则更换已损坏或即将损坏的有伤痕部件，并精心调整加注推荐润滑油剂，使其传动平稳，活动自如，噪声减小。

对CT设备中运动频繁的轴承、轨道、滑轮等要重点检查。因为它们的故障往往是逐渐形成的，从局部的损伤发展到整件的损坏，以致CT设备停止运行。在检查中不仅要查出有明显损伤的部件，更重要的是将那些有隐伤的部件查出来，防患于未然。必要时还得调整运动部件间的相互位置，以保证机械运动的正常执行和延长CT设备使用寿命。

3. *电气部件保养* 电气部件的保养涉及CT系统的安全和机器性能。主要任务是：①检查电源线的绝缘层是否老化、破损或过负荷烧焦等现象，电缆外皮有否破损，光纤有否折断。若有上述情况之一，应立即用同规格线缆更换。②检查接地装置是否完好，若发现接地导线有局部折断或接点锈蚀，应更新连接导线和清理接点，并按规定校验。若测得接地电阻明显增大或超过规定数值，应进一步检查各导线的连接，必要时应直接检查接地电极。③检查计算机、扫描机架内、检查床等部件间的连接线缆是否完好，有无破损、断路和短路现象，有否接插件连接松动、铺设不当的情况。若发现，应及时更换，以防故障扩大。④CT设备运行一段时间后，各元器件的性能会发生一些改变。在电路检查中要注意测量各部分的电源数值及纹波。定期检查与校正部分重要电路，如氙气探测器的压力状况、数据采集系统各通道的增益和线性、机架旋转速度的控制电路等。要经常监视电源状态，调整稳压电源的工作状态，确保CT设备所需的稳定工作频率和工作电压免受外界突变电压的影响。

三、定期保养

除此之外，CT设备还应制订“短、中、长”定期维护的制度。可视医院的患者情况、机器的运行状况和医院的维修技术力量等来制订(图9-3)。

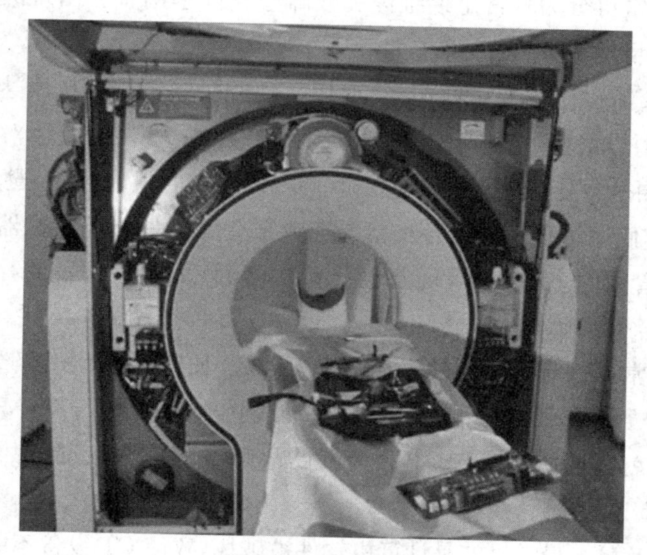

图9-3　定期保养

1. *短期保养*　一般建议短期2个月1次，可利用半天时间或晚上进行。主要工作任务：①机架、床和计算机柜的表面清洁、消毒，清洁和消毒之前必须关闭主电源。运动部件的运行情况可用CT的相应校正程序来检查。②运动部件的调节校正，如开关位置、速度等。

2. *中期保养*　中期保养可每半年进行1次，一般可安排一天时间。主要工作任务：①各进风口滤罩的清洁和调换。检查运动部件的传动机构是否有松动，碳刷是否完好。重要部件的插头、螺丝要按一定力矩进行紧固。对计算机柜内、扫描机架内和检查床内部的灰尘，可用带毛刷的吸尘器抽吸。特别对集成电路板上的灰尘，要用柔软毛刷和喷气皮球清除。②运动部件根据具体情况适当加注润滑油。若高压发生器和球管内的冷却循环系统的水量或油量减少，影响散热，应及时进行补加。③根据CT图像情况做一些数据测试，相应进行一些必要的造表和校正。

3. *长期维护*　可定于每1～2年1次，可与供应商或相关的维修部门协作进行。主要工作任务：①调换有损伤的零部件，如齿轮皮带条、碳刷等。②检查接触器触点有无打毛、损坏的痕迹，测量各档电压电源是否在标准范围，保险丝是否氧化等。③机柜内吸尘排灰。④进行接地电阻测量。⑤重新进行各种表格的重建和机器位置的校验调整。

第三节 CT的维修

CT设备是集机、电、光、放射和计算机软硬件技术于一体的大型医学影像设备。部件众多、线路复杂、相互关系密切。维修时，既涉及硬件的测试与更换，又需对软件进行检查和参数校正；既要考虑机械上的位置和精度匹配，又要顾及平衡和结构形变等问题。CT设备的维修工作较复杂，通常可分为日常定期维修和故障检查修理两种。出现故障时，要谨慎进行检查和修理，切忌盲目动手，以致故障扩大。

市场上常见的CT设备主要由西门子、通用、飞利浦、联影、安科、康达、万东等国内外厂家制造生产。它们型号繁多，结构千差万别。因此，CT维修，首先应针对具体机型，掌握说明书上所指出的项目和规定，进行定期检查和维修，以便及时发现问题，避免故障。

CT设备在日常使用过程中由于各种情况造成某些元器件损坏及机器产生故障，使其性能下降或停机。尽管原因多种多样，现象也五花八门，但从大的方面来看不外乎机械故障、电器故障和计算机软件故障三大类。

1. *机械故障* 常见的有传动部件失控或卡死，以及长期使用后磨损造成机械精度改变、弯曲、断裂、固定件(如螺钉、螺母、铆钉、键等)松动或脱出、部件运行声音异常等。

2. *电器故障* 就其性质而言，基本分为开路故障、短路故障、漏电故障、电路功能故障(如时序、相位、逻辑组合等)。

3. *计算机软件故障* 最常见的是计算机软件被破坏，致使CT设备不能正常工作或停机，以及部分软件参数改变，出现异常图像。这就要对软件中的有关参数进行校正或系统重装。

一、故障产生原因

CT作为大型的医学影像设备系统，要完成患者的断层诊断工作需要3方面的因素共同协调，即CT设备、操作人员、系统运行环境。操作者、环境以及CT设备本身这3个因素中任何一个出现问题，均可导致CT影像设备系统出现故障。这3个因素出现问题的概率基本相等。①CT设备:CT设备本身的质量问题，设计的合理性，元器件的可靠性、寿命等也会引起故障；②操作者:操作者由于对CT的整体技术和操作要领不熟悉或疏忽，在操作CT时会引入非法指令，从而造成机器故障；③环境:CT要正常运行必须在适应周围的环境下才能进行。环境及其他条件不符合规定也是引起医学仪器故障的主要原因之一。

(一) CT设备本身质量

1. *零部件寿命* 无论国产还是进口，任何机器、任何部件都有一定的寿命，没有不坏的机器。如CT设备的X线管，在长期工作中，因阳极不断蒸发的金属附着在管壁上，或阴极灯丝逐渐因点燃而变细，内阻增大，使其发射电子的能力减低，造成X线管衰老。故CT设备的X线管受曝光次数的限制，此种情形便是正常性损坏，无法修理，只有更新。此外，如CT设备的光电倍增管也随使用年限的增长而逐渐衰老，还有继电器触点的损坏、轴承的破裂等，很难用某一规定的使用时间来衡量。但可通过正确使用和维护，延缓其老化过程，延长使用年限，并有计划地在定期保养期间将其更换，从而不影响CT设备的正常使用。

2. 设计、工艺、制造缺陷 有些CT设备，特别是早期CT设备，由于工艺技术不完美，设计考虑欠周全，零部件制造质量控制不严密，导致一些元器件技术参数不过硬，工作寿命短，质量不易控制，经常发生故障，如电容漏电、绝缘击穿、接插件松动等，有的甚至修不胜修。计算机软件程序的设计缺陷也会造成CT系统的故障。

（二）操作人员

1. 操作不当 这是由不正当的操作造成机器的损坏，如操作人员对机器不熟练，部门管理制度不严，不遵循操作规程（如X线管在不预热的情况下便直接连通高压进行扫描，这样会使其突然升温而造成X线管阳极靶面烧伤发生龟裂，轻则使CT图像质量变差，重则造成X线管报废，迅速降低X线管的使用寿命）。有的操作人员工作时随意将茶杯或饮料放置在操作台上，若一不小心碰倒将会造成操作台键盘进水，轻则停机，重则造成机器进水短路而损坏。另外，不注意程序的提示和导航信息，没有按操作规程输入合法信息，造成系统死机和故障。

2. 性能调整欠佳 CT设备是高精密医疗器械，在安装和检修调整过程中，必须按照机器说明书中的技术要求逐步调试和校准，如扫描床的进出速度、互锁和极限位置、射束的硬化校正、通道校正准直器、探测器位置的对准、球管焦点的定位、CT值校准、高压波形的测试调整等，都应认真细致对待。若调整不当，轻则工作不稳定，重则使元器件寿命缩短，甚至无法正常扫描。若电流过大或电压过高均易导致元器件损坏。调整欠佳的最直接后果是CT图像质量下降，伪影增多，给读片带来困难，失去了CT临床诊断的效能。

3. 平时保养不好，维修不及时 操作人员对CT设备的日常保养十分重要，需经专门培训，固定专人负责。如继电器触点不清洁、机器内的灰尘没及时清除、高压电缆插头硅脂或变压器油没及时添加或更新、机械部件位置偏移、固件松动、运动部件润滑欠佳、计算机柜内空气过滤网不勤清洁造成通风不畅、高压电缆过度弯曲或受潮使其绝缘强度降低而造成高压击穿等都会导致机器故障，使CT设备不能正常使用。

（三）环境

1. 电源质量 CT设备对供电要求十分严格。电源质量不良，频率控制不严，电压忽高忽低，除影响机器正常使用外，还影响机器使用寿命。如磁盘机、磁带机正在高速旋转，磁头正在读取数据，浮在盘面上，或机器正在扫描中，此时突然停电或换闸，就有划坏磁道、破坏软件工作的可能，也会造成设备多处损坏，给修复带来极大困难。

2. 温湿度等外界环境因素 温度、湿度没有达到CT运行环境要求，将会影响元器件的散热和工作点飘移，使其难以按规定程序执行指令和任务。湿度过低易使零部件结构产生扭曲、断裂等几何形变，产生静电；而湿度过高又易使机械部件生锈，电器设备及元器件绝缘降低，性能变坏，从而使CT设备的性能指标降低、超差，引起机器故障。电磁屏蔽不良会使

CT设备易受外界电磁场干扰，造成程序运行故障。

二、故障检修方法

（一）故障检修原则

如同所有其他医学电器设备一样，CT的维修及故障寻找方法通常可分两种：①根据线路进行理论分析；②根据以前的维修记录进行分析。前者称为线路理论分析法，后者称为故障类型分析法。在CT的维修实践中，这两种方法通常并用。

故障诊断寻找应从由大到小，即从部件、功能单元、电路板、组件，逐层逐级进行。在整个故障寻找及维修过程中，维修人员应多分析思考，多观察对照，从而找出故障产生的原因，并加以修复。在修理过程中应尽量利用各种有效的信息源，包括利用用户手册、CT诊断软件、在线导航软件、维修记录、制造厂家维修站点工程师、请教同型号CT设备兄弟医院的同行专家、参考资料及其他一些技术数据等。故障检修的原则如下。

1. *先确定维修人员职责* 检修时必须由具有CT设备专业知识和一定实践经验的工程技术人员负责，他必须熟悉CT结构和线路，具备一定的电路基础和电子线路的理论知识，懂得常用测试仪表的正确使用与操作方法，了解检查CT故障产生原因的基本方法。并有严肃认真的工作态度。

2. *先调查后动手* 即当发生故障时，首先观看终端显示屏上的错误报告信息，向操作者了解发生故障的前后情况，查阅CT日常运行记录，然后再结合故障现象动手检查。

3. *先软件后硬件* 即充分发挥故障诊断软件的作用。CT设备的软件中，一般都设置了各种校验程序，包括故障诊断软件。发生故障时，运行这些故障诊断程序，可提示故障部位、性质及其相关信息。结合故障现象，参考这些信息，追根求源，便可找出故障所在。

4. *先外后内* 即先检查机器外部元器件、指示灯信息，以及各开关旋钮的位置或参数设置是否正确，查看软件故障记录状态显示和故障诊断提示，然后再打开机器内部进行检查。

5. *先静后动* 即先在不通电的情况下，用眼观、鼻闻、耳听及万用电表测量等，静态观察CT设备有无位置、气味、颜色等异常，各工作环境如温湿度、电源电压等是否正常，然后再接通电源，逐步认真分析和测量，找出故障发生的位置和原因。

6. *先读图后动手* 检修者一定要对所检修的CT设备说明书以及有关资料数据认真阅读和理解，掌握各种软件操作程序，并弄清机械的结构原理、电路的工作原理。机器发生故障时，先读懂故障部位的电路原理图，最好以流程图的形式逐步列出，特别是信息的流程、状态、逻辑关系、测试点的位置等。对继电器的工作状态进行分析，以流程图的形式可省时省力，加快找到发生故障的原因。然后，再动手找出排除故障的方法。

7. *综合分析，制订检修计划* 切忌无计划的"盲动"检修。检修完毕，应对CT设备进行综合校验和必要调整，并填写检修记录。比较严重的故障维修计划方案大体应包括：①故障原因分析；②故障范围判断；③环境要求；④维修安全措施；⑤现场工具仪器配备和量程设置、备用替换件；⑥检修现场情况记录等。

遵循上述原则，可少走弯路，加快检查和排除故障的速度，提高检修工作的效率。

（二）故障检修顺序

CT故障检修是一项理论与实践要求很高的技术工作。CT检修者在机器故障检修时，要沉着冷静，既不能单凭经验，也不应纸上谈兵，更不应瞎摸乱碰，以图侥幸成功。否则，不但会忙碌终日一无所得，反而使故障越趋复杂。因此，要做好CT设备的检修工作，必须遵循科学的工作程序。通常可将其归纳为8条，即了解故障情况、观察故障表面现象、工作原理分析、拟定检测方案、分析测试结果、查出故障整修、修后功能检测和填写检修记录。

1. *了解故障情况*　在检修CT之前，要确切了解机器发生故障的经过，以及出现的故障现象，例如外界电源、温度的变化，所用的操作模式、配置有无改动等，这对于初步分析机器故障的产生原因很有启发作用。

2. *观察故障表面现象*　检修CT必须从故障现象入手。对机器外观指示灯和显示器上故障显示信息以及操作面板上开关、旋钮、度盘、插头、插座、接线柱、表头的情况进行观察与记录。

3. *工作原理分析*　如果初步表面检查没有发现问题，或者对已发现的故障进行整修后仍存在原先的故障现象，甚至又有别的故障发生，就必须进一步认真分析机器用户手册提供的有关技术资料，如电路结构方框图、整机线路连接图和机械位置调整要领等，以便分析产生故障的可能原因，确定需要检测故障的大体部位。即使对比较熟悉的CT部件或功能模块，维修人员也应参照电路原理图，联系故障现象进行思维推理，否则将无从下手，事倍功半。

4. *拟定检测方案*　根据CT的故障现象以及对机器工作原理的分析，拟定出故障检测的方案、步骤和所需测试工具，尽量考虑全面，多设想几套方案，以便做到有的放矢，这是进行仪器检修工作的重要程序。

5. *分析检测结果*　根据测试所得到的结果——数据、波形、反应、状态，进一步分析故障的原因和部位。通过再测试再分析，肯定完好的部分，确定故障的部分，直至查出引起故障的器件为止，这是检修CT整个程序中最关键而且最费时的环节。

6. *查出故障整修*　CT故障中，出现频率最高的是电气接触不良、机械位置移动、个别元器件特性参数改变、线路老化、绝缘不良等。检测出故障后，就可进行必要的选配、更新、替换、清洗、紧固、调整、复制等整修工作，使CT恢复正常功能。

7. *修复后功能检测*　对修复后的CT要按用户手册中制订的相关部件的性能指标和测试程序进行功能测试，并扫描图像以判定其主要功能是否恢复正常，必要时还须相应更改校正表，并做某些机械、电气调整，保证CT测量准确。

8. *填写检修记录*　CT故障修复后，为了保存机器维修档案，并能在CT维修理论和实践上有所提高，以供日后检修参考备案，应该认真填写检修记录。填写的内容包括：故障现象、出错提示或出错码、故障分析、检测方案、检测效果及结论、修复日期、修后性能、检修费用、检修人、检修后机器检测图像等。

（三）检修注意事项

1. *安全*　遵照安全操作维修规程，尽量避免在带电的情况下检测CT设备内部器件。

若非带电检修不可，也应尽量减少通电部件范围，如关闭运功部件等。所用检修工具如仪表测试笔、接线夹、螺丝刀等，尽量用随机配备的专用工具，其金属暴露部分少，可避免造成短路。如无专用工具，可在普通工具上加装绝缘套管。要在电气部件放电完毕的情况下才可打开机架，防止触电危险。

2. 防静电　电子线路板等电子器件的测量维修要尽量佩戴静电防护手环，避免电子元器件损坏。

3. 机械检修工具的要求　所用机械检修工具，如力矩扳手、套筒等规格和用力大小要遵照用户手册规定，以免影响定位的精度和机械寿命。

4. 按制订的检修计划进行　检修用仪表要注意使用环境、量程、方法，保证一定的精度，避免测量误差过大，影响检修工作。

5. 零部件安装复位　凡拆下的线缆、接插件均应做好记录并加以标记，以免复原时出现错线、错位，造成新的故障。对需要调节的元器件，调节前后应做好位置和测量记录，以免错乱。对拆下的零件、螺母、螺钉等要分别放置，检修后应及时装回原处，不可出现多或少的现象。

6. 试验要慎重　遇到短路故障时，例如CT设备高压击穿、机器漏电、电流过大等情况，应尽量避免过多的重复试验。非试验不可时，应采取相应预防措施，可选择低条件，谨慎从事，防止将故障扩大。

（四）检修方法

在CT设备故障检修中，碰到的故障性质、现象、繁简程度、范围千差万别，各不相同。这就需要根据不同情况，对症下药，采取有效的检测手段，才能“准而快”地查出故障所在。在检修CT时，常用的查找故障方法有以下几种。

1. 程序检修法　利用CT设备故障检测程序或系统导航软件进行故障判断提示和执行步骤导航，从而缩小故障的查找范围和指引检测方向。

2. 排除法　有时一个故障现象牵涉面很广，会引起好多个故障，这时可利用CT软件故障诊断程序试运行不同的部件功能检测，将这些可能性一一排除，最后只剩下一种可能性。对于难以判断故障所在或现象相同而部位不同的故障，采用此法很有效，例如图像环状伪影的检测。

3. 割离法　将系统可能引起故障的几个功能部件用断开线缆连接的方式人为割离，然后缩小范围分块进行功能检测。如X线部分的毫安表上冲，可先将变压器端电缆拔出进行高压通电试验，而后将X线管侧电缆拔出，这样很快便可得出结论。对于计算机系统的故障，可利用终端板分段查找、逐段排除，这样可逐步缩小故障的搜寻范围。

4. 原理分析法　依据线路原理检测故障，读通机器的功能原理，使故障检测有的放矢，可以少走很多弯路。CT设备中显示的故障检测引导有时不太适用于现场的特殊情况，这时必须经过自身的逻辑判断。判断的根据就是尽可能多收集机器相关资料，弄通原理，理顺思路，从而做到胸有成竹。

5. *机器档案检查法* 通过检查工作日记和机器档案检测故障原因。有时我们可能改动了机器的某一参数或更换了某个零部件，升级了某个软件或固化程序，从而造成机器的配置改变。在进行某种模式的运行时可能会造成冲突引起故障，此时冷静回想一下做过些什么变动，然后再回复到原来状态，则可能会检测到故障发生的原因。

6. *运行环境检测法* 很多情况下CT的故障出现是因为外界条件没有满足它本身正常运行的条件需要。观察故障发生时，周围的环境是否发生了异常，如电源、温度、湿度、外界干扰、通风情况等，此时只要调节运行环境，即可使机器恢复正常。

7. *代替法* 用已证实功能正常的零部件或电路板替换怀疑有问题的零部件或电路板，观察故障能否排除。此法可在有相同型号CT的医院中协作展开，最好有易出故障的零部件、线路板备件，既快又省事，对因线路板元器件老化、虚焊等隐蔽的故障检测很有帮助。

8. *直接观察感触法* 利用人的眼、耳、鼻、手等感官来发现较明显的故障。例如，接线松动或脱离，指示灯显示是否正确，元器件外形、颜色是否正常，变压器烧焦气味，高压电缆击穿痕迹，球管漏油，运动速度异常有噪声，毫安表上冲，电压表不稳等明显故障适用此法。但也要注意，用此法找到的故障有时可能是发生故障的表面现象，不是原因所在，因而不应急于更换零件，应认真分析引起故障的真正原因，否则故障非但不能排除，反而会加重。

9. *信号注入法* 利用逻辑测试笔或信号发生器输出各种不同频率的信号，加到待修件的输入端，在输出端用示波器观测其波形的变化，此法对因放大器和逻辑电路引起的故障帮助很大。

10. *测量法* 用万用表、计时器、示波器等进行测量，将所测数据与原资料进行对比，以便迅速准确地判断故障所在。在使用中，不同的故障、不同的部位、不同的技术要求选择不同的仪表。总之，测量法是检查故障常用和可靠的方法，而各类仪表又是检修的重要工具，是检修工作者的耳目，应熟练掌握并备加爱护。

11. *远程维修诊断法* 利用网络，使故障检测和维护工作得到维修中心技术人员的支持。在CT设备的检修工作中，方法多种多样，实践多了还会有很多小技巧，积累许多小经验。希望CT工程技术人员结合发生故障的现象、部位，从实际出发，灵活掌握和运用。

(五) 维修应急技术

目前，一些具有相同型号CT的医院相互间进行院际CT维修协作，常利用替代法确诊故障的电路板或电器零部件。然而，由于某些备件可能各种原因一时无法到位，耽误机器修复，势必造成CT停机，造成不小的损失。此时，若维修人员在相当熟悉机器性能、原理、结构及常见故障的技术背景下，能有一些应急修理技巧，即在确实找到线路板或电器零部件的故障元器件后，手头又没有相同参数元件来替代的情况下，能利用知识来选择性能等效的替代元件，使之恢复功能(一般情况CT维修到印制板级)，这将大大降低CT设备维修成本，提高CT设备综合效益。紧急修理场合下，等效替代方法可以被采用。但要注意元器件大小、形状、连接和紧固方式，尤其是线路安全，不要引起其他方面的故障。

(1) 并联替代法：将两个或两个以上的元件并联后替代某个元器件，电阻、电容、二极管、三极管、电源变压器、保险丝等均可采用这种方法。两个及两个以上元件关联后，其电参数将发生变化，电阻并联后阻值比最小的电阻数值小，但功率会增大。

(2) 串联替代法：将两个或两个以上的元器件串联后，可替代某个元器件。电阻串联后，可增加阻值；电容串联后，容量减小，但耐压增加；二极管串联后，可增加耐压值。

(3) 应急拆除法：某些用来减小交流纹波的元件、电路调整用元器件等辅助性功能元件一旦击穿后，不但不起辅助作用，而且会影响电路甚至整机工作，可采用应急拆除方法恢复电路及整机工作。应急拆除辅助元件，可能会使部分辅助功能丧失，使用时应引起注意。

(4) 变通使用法：两个或两个以上的部分功能损坏的元器件，可充分利用其尚未损坏的功能重新组合，作为一个功能齐全的元器件使用。适用于一些集成电路及厚膜电路。

(5) 主次电路元器件相互交换法：某些主要电路中的元器件损坏或性能变差后，会影响仪器的正常工作。可用对性能关系影响不大的次要电路中的元器件来替代或与之交换使用，以确保主要功能恢复正常。

(6) 挖潜法：将某些暂不用或暂未发挥作用的通道和功能模块中的元器件充分利用起来，确保常用或急用的功能。该法只是一种应急措施，应尽量避免使用。

(7) 加接散热片法：若发现某些未加散热片的发热元器件(如中功率管和集成电路大)过热，可加接散热片提高工作质量和提高元器件的工作寿命。

(8) 修改电路法：若因设计不当而影响仪器的性能时，可采用增补某些元器件，例如加接高频旁路电容增强抗干扰能力。若某种元器件购买困难时，可适当修改原电路，使线路板正常工作。

上述几点是线路板或电器零部件在绝对确诊有故障且备件又需很长时间才能到位的特殊情况下不得已而采用的应急措施。采取某些应急修理措施后，一般可使CT功能恢复正常。但应注意，这些应急修理措施有一定的局限性，必须谨慎使用。一旦觉得没有把握，应及时与厂商或维修专业部门联系解决。

三、常见故障的分析与处理

(一) 环形伪影故障

CT图像产生环状伪影是第三代CT设备的常见故障之一，造成和引起环状伪影的因素很多，要排除此类故障，必须找到其产生的原因。在排除故障过程中，有时可能几个因素互相牵制或同时存在，必须按一定的程序逐步查找，直至最后排除故障，使CT图像恢复正常。

CT的成像需经过高压产生、X线管出射线、过滤器筛选、准直器集束、检测器接收以及放大积分、A/D转换，然后传输到图像重建计算机中进行各项预处理和补偿校正，然后再卷积反投影形成一幅图像。由于在第三代CT中，一个扇束的投影内相邻测量是由不同的检测器单元进行，故两者性能必须高度一致和稳定。在这一过程中，任何环节的差错均可能使图像形成环状伪影。例如：①由于温湿度的变化，使得通道放大板、积分板、A/D转换板的性能发生变化，造成个别通道超过噪声的上下限。②数据收集系统(DAS)电源、电压超差或纹波过大，从而引起伪影。③X线管和探测器的相互位置调整不当或机械位置的变动使得检测收到的信息数据无法通过软件校正达到理想状态，图像就会产生一个环状小圈。只有依据机器的程序指令，重新对检测器位置进行调整才能使其对准X线焦点，接收足够大的X线剂量，从而消除伪影。④阵列处理器(AP)电路板、电源不正常等。

因此，对CT设备的环状伪影，必须依据程序提供的各种检测和校正程序，由简而难，步步推进、判断，最终找出故障原因。常见分析与处理方法如下。

1. *数据收集系统(DAS)* 首先，观察环形伪影是单环还是多环。单环时，多由通道放大板或探测器产生，可互换通道板，查出有故障的板号与位置。多环时，需根据下列几种情况进行分析：①每道圆环间距有一定间距，多由A/D板引起；②多环集中在图像中心部分，表明X线管输出量不足，需重做模型校准；③整个图像上都有“环”，特别是用10 mm层厚扫描时更严重，多系球管位置偏移，需进行调整校准。

2. *检测探测器* ①压力检查，即检查探测器内部氙气压力，正常情况下对GE9800CT设备应大于275 PSIG，西门子机器大于20个大气压。②检查连接探测器偏平型软电缆，如果DAS等测试均通过，但环形伪影仍然存在，可考虑是探测器某个单元(单环时)或某几个单元(多环时)坏了，或者是连接探测器与滤波放大板的软电缆有故障。其检查方法如下：查出引起环形伪影的通道所在板号位置，将对应板的软电缆与相邻的软电缆互换位置，用DAS诊断程序测“环”所在的通道号。如果号码位置发生了移动，说明相应的探测器单元或软电缆有问题。再用万用表测量软电缆各条引线，从而判断是否为软电缆问题。

3. *检测准直器* 当环形伪影的出现与温度有关时，或在X线管热时，或多是“黑”“白”环成对出现，可采用120 kV、200 mA的技术条件扫描20张。若前10张出现环形伪影，说明在X线管冷时出现；若后10张出现，说明在X线管热时出现。此种情况多系准直器内划伤或脏了，必要时可拆下球管，仔细检查准直器。

4. *检测AP系统* AP工作不正常也会引起环形伪影，通常情况下运行AP测试程序均能发现问题。快速准确地判断AP系统有无问题的简单方法是：在CT设备工作正常时，对标准水模进行扫描，并保留RAWDATA，取一空白磁带或软盘，将扫描水模的RAWDATA录制下来，同时将水模的标准图像拍摄下来。当怀疑AP系统有故障时，可将录制下来的RAWDATA返送到磁盘中去，进行图像重建。如果能将水模的扫描数据重建成水模的标准图像，则证明AP系统工作正常；反之，则可判定AP系统有问题。

由于CT设备机型很多，生产厂家也不同，故在下文的故障举例中，分别列出机型名称，以便读者借鉴。

1. *滤线器损伤引起的环形伪影故障* 机型：GE9800 CT设备。故障现象：进行断层扫描时，图像中心出现单环伪影，很有规律，位置不变。伪影环密度偏低，环内外密度稍偏高，类似于未校准的环形伪影。进行模的校准后，暂可消除。但检查不到10例患者，环形伪影重新出现，随着kV/mA值的增加而显著。做平片扫描时，在90°或270°方向上图像正中心出现一条横向直线伪影。计算机错误报告表中无任何错误信息。

检测及分析处理：对DAS用诊断程序检查，未发现异常。手动打开检查滤线器，发现滤线器中央部位有一条细裂纹，该滤线器介于探测器与球管之间靠球管侧，由聚四氯乙稀压制成抛物线形，其功能是滤掉无用的软X线。当X线通过人体时，由于其制成抛物线形状的作用，使到达探测器的X线为能量分布相对均匀的硬射线束。该滤线器安装在电动机驱动位移的装置上，可通过调用指令来选择其位置。由于频繁的机械运动及振动，以及长时间X线照射的影响，使其机械强度下降而产生裂纹破损。裂纹初期，经校准可暂消除，继续扫描裂纹加大，伪影依旧出现。故凡是经过校准不久，环形伪影又重新出现，应考虑该滤线器是否完好无损。此种环形伪影的特点是环形内外密度有差别，而故障通道引起的环形伪影线条较清晰，这是两者鉴别之处。更换新的滤线器后，故障消除。

2. 探测器电源故障引起的环形伪影故障　机型：GE8800 CT设备。故障现象：断层扫描图像中出现多个同心的环状伪影，如图9-4所示；定位扫描图像上分布有粗细黑条影，间距不等。

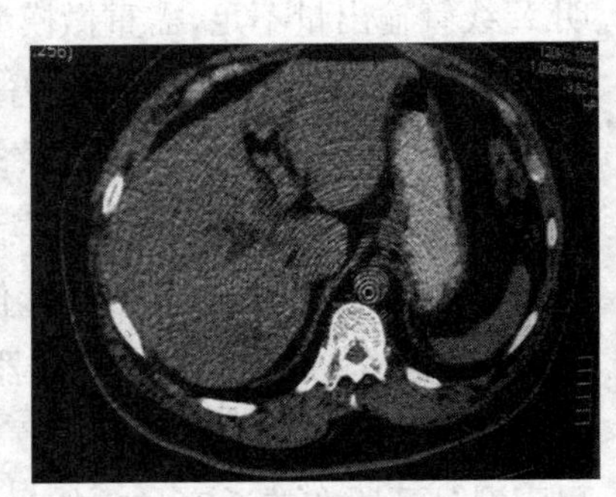

图9-4　CT扫描图像中出现多个同心的环状伪影

检测及分析处理：运行SUDS程序，无论OFFSET或CAL，其平均值与标准差各通道都在规定范围之内。在一次反复运行SUDS中，发现OFFSET的平均值上下变化较大，原调在15.50～16.5之间，后变到14.53～19.99之间。进一步测量探测器的＋500 VDC电源，发现直流电压偏低。将此电源调节到＋500 VDC后，扫描过程中测探测器的＋500 VDC电源在＋467～＋497 VDC之间变动。图像的多环伪影由＋500 VDC电源稳定性不良所致。更换该电源后，进行扫描重建测试，结果环形伪影消失，图像正常。

3. DAS 5 V电源故障引起的环形伪影故障　机型：GE9800 CT设备。故障现象：图像中出现粗细不等的高亮度同心圆环形伪影。

检测及分析处理：在错误记录表中无相应的故障信息提示。可以随意地多次取得故障图像。运行CTDS中的DQ程序，运行AUXILIATY CHANNEL程序，发现＋5 VDC电源电压偏低，测量DAS中的直流电压为＋4.61 VDC，将该电源调整到＋5 VDC的规定范围内，图像恢复正常。

4. 通风散热不良引起的环形伪影故障　机型：GE9800 CT设备。故障现象：图像中出现粗细不等的高密度同心圆环形伪影。

检测及分析处理：查错误记录表中有故障信息为：WAIT TOO LONG TO OFFSET SMOOTHING。此故障不能随意获得故障图像。当扫描机架内温度过高时，故障随机产生，改善机架的通风散热条件后，故障排除。

5. 校正表不适引起的环形伪影故障　机型：GE9800、9000、8800及640型CT设备。故障现象：图像中出现密度不等的同心圆环形伪影。

检测及分析处理：查错误记录表中找不到相应的故障信息。首先，应排除其他产生环形伪影的可能性，再采用CAL CHECK进行检查，通常情况下CAL CHECK的图像出现环形伪影，提示模型校准软件数据失效。其原因是CT设备的数据产生和数据收集系统，包括执行机构的机械运动、电器性能和外界环境，随着时间的推移及环境的变化，性能和状态参数随之改变，产生的数据和收集的数据也将有所变化。若以上诸因素很不稳定，那么原来校准的"标准数据"便不能完全适应以上因素的变化，将产生一定的偏差，表现在图像上便出现密度不等的同心圆环形伪影。此种故障的解决办法是重做一次模型校准，环形伪影即可消除。

6. *油污所致接触不良引起的环形伪影故障*　机型：第三代各型CT设备。故障现象：采用骨窗观看图像时，发现图像上有一低密度环形伪影。

检测及分析处理：查看错误记录表中没有相应的故障信息。有时可重复获得故障图像，有时扫描某几层图像正常，某几层又出现环形伪影，时好时坏，无一定规律。用CTDS中有关程序检查均通过，无异常表现，但故障图像仍时有发生，无特定办法查找故障原因。在对DAS各电路板进行清洁时，发现电路板连接端子处有绝缘油污，经检查发现A/D板上绝缘油垫融化，流进接线端，使其接触不良。对该油污处进行彻底处理后，故障排除。

7. *接地不良引起的环形伪影故障*　机型：岛津SCT－3000TX型CT设备。故障现象：图像中出现多个同心圆环形伪影。

检测及分析处理：①首先对球管进行加热训练，空气参数校准，再扫描时图像环形伪影仍然存在。②用保存的RAW DATA重建图像正常。③运行ILCAL程序，检查L系数调整表正常。④检查探测器及DAS未见异常。⑤检查探测器＋300 V电源正常，但进一步检查探测器左、右两边地线端时，发现一端接地线螺丝松动，接触不良。拧紧该地线端，使其接触良好，多环伪影消失，图像恢复正常。其原因是探测器一端地线接触不良，引起探测器左右两边的氙气电离室内形成不同的电压差，致使探测器电离室达不到稳定的工作状态，收集的数据必然不准确，多环伪影随之产生。

8. *毫安值下降引起的环形伪影故障*　机型：第三代各型CT设备。故障现象：头部扫描，图像正常；腹部扫描，图像变暗。进行半场视野扫描水模，CT值及图像正常；全场视野扫描水模，其外周出现一高亮度圆环，此时测水模内CT值为－30 HU左右，而正常时水的CT值应为0。

检测及分析处理：根据故障现象，环形伪影出现在全场扫描的外周，而半场扫描正常，初步判断故障在DAS。首先检查准直器、毫安补偿器至球管射线输出口前的各有关部件均无异常发现。再检查半场和全场视野扫描时缩光器的工作状态，发现缩光器在全场扫描时工作位置不正常，挡住了部分X线，致使毫安值下降，图像分辨力降低，外周出现高亮度圆环。该缩光器是由继电器通过电机来控制的，打开缩光器检查，发现遮光铁片不能滑动，铁片运动的滚珠生锈卡死，经过润滑处理后，运动自如，缩光器工作正常。经扫描检测，图像的伪影消失。该机在行全场视野扫描时，缩光器继电器不工作，靠弹簧的弹性力使遮光片滚珠运动，故该故障无错误信息报告。

(二) CT球管和高压故障分析

CT的高压目前普遍采用整流逆变形成高频脉冲的方式。一般需要有140 kV高稳定的高压脉冲,对电流的调整范围大,绝缘要求高。为了安全保证,又增设了相应的安全电路,因而使得这部分电路功率大,电流线路复杂,同时故障率升高。可控硅的烧坏、高压电容的击穿、保护电路的误动作、高压电缆和油箱绝缘性能的下降都可引起高压部分发生故障。另外,电缆接触不良或(和)油箱拧得不紧也会造成油质因打火而炭化,进而降低绝缘性能;或因油外溢导致油量减少,同样影响绝缘,容易造成高压故障。而X线球管更与使用的材料、工艺、环境、方法等密切相关。由于CT扫描时间与扫描区域的设定大小有关,长时间的连续扫描会使管温升高,导致以下情况。①灯丝蒸发,发射电子的能力减弱;而蒸发在管窗附近的金属微粒又会使X线输出量大幅下降,从而增大图像噪声,甚至出现伪影。②阳极靶面温度也很快升高。若冷却系统性能不好,则高速旋转的靶面金属熔化,很可能会滴到玻璃外壳,损坏球管。③高热的阳极高速旋转极易产生振动,从而加快阳极电机轴承的磨损,造成管壳渗漏、绝缘油减少、内部形成气泡,进而损坏球管。

另外,操作使用不当,未经充分预热即上高压,使得靶面冷热变化过快而引起龟裂损伤故障。频繁开关机、球管受浪涌电流的冲击也是球管产生故障的原因。

球管和高压故障常见的分析与处理方法如下。

1. *发生器电容不良引起的高压发生器故障* 机型:岛津SCT-3000型CT设备。故障现象:在扫描过程中,突然听到高压掉闸声,图像监视器上出现雪花状图像,机器不能进行正常扫描工作。

检测及分析处理:①运行DASCHK程序,凡球管不发射X线的项目检查均正常,只要涉及球管发射X线的项目,就会监听到“嘭……”的脉冲敲击声。判定DAS工作基本正常。②IXAGING检查,采用小电流方式球管有X线输出,但仍能监听到“嘭……”的声响,从第二项以下检查不工作。故球管能工作,问题在高压系统中。③在高压控制柜上进行近台检测。小电流时出现如同②所述,KVCH表“+”“-”极指示均为150 kV左右,未见异常,KVOUT表指示“-”极高于“+”极约20 kV,KVBAL灯不亮,其他指示灯显示正常,200 mA以上试验不能进行。初步判断千伏平衡系统有问题,且位于KVOUT的“-”极。④关闭整机电源后,待KVCH表指示电压降至安全值以下,打开高压发生器顶盖,旋动两个放电钮,放掉残存电荷,待两极监视充电指示灯完全熄灭后,再开启箱封盖,用电容表和电阻表分别测量“-”极平衡板上每一个元件实际数值。结果发现有一只电容器的电容量下降至50 PF以下,该电容器的标称值为1 000 PF,由16个并联成一组,因此可以判定该电容器损坏,其他元件则无异常。⑤取下高压平衡板,更换一只新的同型号电容器。开机单机近台测试工作正常,系统联机遥控扫描成像,工作正常,图像良好。

2. *油温监控电路引起的故障* 机型:SOMATOM-CR CT设备。故障现象:在正常扫描工作中,曝光突然中断,并报告错误信息如下:

CP0091:NO PPU STATUS RECEIVED

CP2112：TUBE COOLING FAILURE

CP2117：WRONG RESET CONTROI. SIGNAL

CPI 003：FATAL ERROR－CALI. SERVICE。

按RESET键后，仍提示上述信息，机器不能进入扫描工作。

故障分析和检查：①打开机架门检查COOLING SET，发现冷却系统风扇正常，D1G4060油温监控板上V。发光二极管频繁闪烁，表明油路循环正常。②检查左机柜内各板信号指示灯，发现D板V22发光二极管处于红灯点亮状态，说明D1G4060板所测油温信息未能传送过来，首先怀疑继电器K12没有工作。③为进一步确诊，短接X：插头的第5、6脚，将"油温正常信息"直接送给计算机。此时，D16板V22发光二极管红灯熄灭，压下RESET后则机器可正常曝光工作。确诊故障在D1G4060板上。④V9闪烁，说明经R3、C1、V4使V1三极管导通电压已进入X3插头的第4脚，这样经R2电阻来的一路＋24 V电压经过R6、V1管后，在a点形成一低压分压电平，此点的电压低于稳压二极管V5截止电压，使C点处于低电平，故三极管V2处于截止状态。另一路＋24 V电压经并联电阻R9、R10进来后，再经R1在V3管基极产生一高电平(此时V2截止)，使V3管导通，K12得电工作。若X3插头第4脚无电压进来，V1管基板为低电平而截止，则a点为＋24 V高电平，V5稳压管导通，经R7、R8电阻分压后，在C点形成高电平，从而使V2被经R9、R10来的＋24 V电平导通，b点随之变成低电平，使V3截止，K12便不能得电工作。

故障处理：实测电压，管基极电压存在，而K12不能得电工作，取下V3管检测，发现基极一发射极击穿，V3管型号为BAW59，选用$BV_{CEO}>50$ V、$I>500$ mA的国产三极管3DG12B替换后，机器工作正常。

3. X线管灯丝电路引起的故障　机型：SOMATOM－CR CT设备。故障现象：正常开机进入操作系统后，GANTRY两边控制盘指示灯不亮，一切功能失灵，重做RESET后无效，机器无法进行扫描工作。

故障分析和检查：①在操作台上进入REPORT子程序，查出故障信息为：EX0713。该信息的含意是E表示错误，X表示X线系统，0713表示X线管灯丝电路有故障。②打开GANTRY前盖，D2t板为灯丝电源控制板，供给灯丝的电源为＋40 V，＋70 V为增温电源，在产生X线时，灯丝电压由＋40 V预热电压提高到＋70 V。该电源由D24板的W214上的AC、AC2端连接至组合机头ROTANX的相应输入端。③在通电情况下，测量D24板AC1、AC2的输出电压为0 V，正常应为＋40 V，即表明ROTANX内X线管灯丝没有供电。检查D21板的输出＋40 V、＋70 V均正常，其下一级即进入D24板的灯丝电源输入端，测量D24板＋40 V端不正常，＋70 V端有电压，晃动一下D21板至D24的连接电缆插头，两种电源又正常，再晃动一下电缆插头，又不正常，说明接头处有接触不良现象。

故障处理：拔出D21板至D24板的电缆插头，仔细检查芯线无折断现象，进一步检查发现插座有一芯线缩进座套内。将插座进行修复后，开机GANTRY控制盘指示灯正常，恢复扫描，工作也正常。

4. 高压系统故障　机型:SOMATOM－CR CT设备。故障现象:在正常扫描过程中,经常出现扫描中止,复位后仍不能扫描,并报告故障信息为:CP4003, CP4048。

故障分析和检查:在复位后重新装载扫描参数,按曝光键仍不能扫描,此时自耦变压器上碳刷停留位置不正确。关机后,用手移动碳刷至初始位置,重新开机复位并做初始化,有时只能做有限的几次扫描,有时根本无法扫描。①查故障信息码(CP4003)提示为自耦变压器上的电刷运动速度太慢,不能按预定时间到达指定位置或根本不动。CP4048提示为触发逻辑错误。②检查自耦变压器上电刷的位置,发现不正确,关机后手移碳轮至起始位置,重新开机初始化,仅能进行几次扫描,又出现上述故障。③由电原理图分析可知,CPU发出的控制信号经功率放大后驱动24 V直流步进电机Am401带动自耦变压器电刷来回滑动。当FORW低电平时,光电耦合器i1导通,此时V5截止,电流经V3从A→B流过电机经V6形成通路,电刷向前滑动;当BACKW为低电平时,光电耦合器iI导通,则V6截止,电流经V4从B→A流过电机经V5形成通路,电刷向后滑动。经检测控制逻辑电路工作正常,由此判断故障在直流步进电机本身。

故障处理:检测电机转子线圈发现时通时断,打开电机检查发现碳刷严重磨损变短,弹簧压力已不够,造成接触不良,电压损耗使电机负载时转速变慢或不转,以致自耦变压器电刷停留在错误位置而发生故障。更换新碳刷后,故障排除。

5. X线管组件损坏与更换　机型:SOMATOM－CR CT设备。故障现象:在扫描过程中断曝光,并且可以听到GANTRY内扫描旋转部分停止运动的刹车噪声,RESET指示灯熄灭。从计算机SYSTEM REPORT指令中可以查出错误信息EX0702,系统扫描被禁止。

(1) 故障分析和检查:开启扫描机架GANTRY前盖,察看曝光记录表,已曝光近13万次。将操作模式切换到维修模式上。这样在再次CT开机自检以后,在屏幕主菜单上增加了一个SERVICE文件。如果此时再选择SYSTEM REPORT指令,找出其中错误信息EX0702时,就可以给出该错误信息的详细内容,并且包括怎样去进行测量检查。然后再运用计算机软件的功能进入SERVICE/MAINTENANCE/TUBE HISTORY程序,可以查出ROTANX内的X线管有跳火现象记录TUBE ARC。另外,在曝光情况下,通过示波器检查I/O板D27的HT－DROP测试点KVUVP出现异常,进而判断球管损坏,需更换组合机头式ROTANX系统。

(2) 故障处理

1) 机械安装:①由于ROTANX组合机头很重,需利用扫描床作为升降机使用。首先将机架上的ROTANX旋转至6点钟位置,由于CT设备处于断电情况下,应从电源分配箱内X1－PHS、X7a－PHS两点引出电源供给扫描床工作,可通过一个开关来直接控制床的升降。②在拆下旧ROTANX前,应取掉机架上的漏斗型罩壳,首先将AP脉冲光电转换器LIBA拆下来,并且拔出接插件,取掉X301、X302、X305及D25板上的X218插头,卸下COLLIMATOR BOX,拔出ROTANX上的X263、X264、X217、X252－1、X252－2、X243电缆及地线。③在取掉固定ROTANX的4个螺栓前,将扫描床面伸出,固定好钢丝绳,吊起

ROTANX脱离原位。然后，用同样方式更换上新的ROTANX，4个固定螺栓的紧固力为65 N，COLLIMATOR BOX的2个固定螺栓的紧固力为50 N。所有电缆插头对号入原位，并用专用工具调整好LIBA，拆去起重工具。

2）软件校准调试：①进入Service/Adjust/Gettering程序开始训练X线管，技术条件为：80 kV/50 mA/5 s、110 kV/50 mA/3 s、130 kV/70 mA/s 3种，曝光数10次而结束。②进入Service/Adjust/PSD offset程序，调整DAS中的位置敏感元件PSD。然后将万用表接入D板上的X1020V和X102 DIFF上，调整电位器R73，使电压为0 mVDC。③在X线曝光区安置一根偏中心的直径为10 mm的铝杆，然后进入Service/Adjust/Detector Alignment程序，进行曝光。如曝光不成功则有XR0706、ED0718错误信息提示，说明LIBA的位置需仔细调整。如曝光成功，屏幕上会出现曝光后的图像，即可退出程序，继续进行下一步调整。④拆下COLLIMATOR外罩，松开上面2个固定螺栓，在2个备用插孔内插入2个专用千分表，并调准零位后，再进入Service/Adjust/TOP-BOTTOM/Z-Adjustment TOP-BOTTOM程序运行，此时在屏幕上报告出左、右螺栓应前后调整的数据及误差范围，允许误差范围为Differences LMR±8以内。达到标准后，固定COLLIMATOR 2个螺栓，应再测试一遍，然后退出程序。⑤进入Service/Adjust/Voltage 110 kV水模校正程序、Service/Adjust/TXX/Tables表格修正程序。⑥进入Service/Table Generation/Difference Calibration/Diffcal空气校正程序。⑦进入Service/Table Generation/Beam Centering水模校正程序。⑧进入Service/Table Generation/Beam Hardening水模校正程序。⑨进入Service/Table Generation/Scaling表格校正程序。

上述所进行的空气和水模校准，X线管温度在900～1 100 K之间变化。全部校正完毕后，应将所有校正表格数据写入磁带或磁盘保存。其方式是：进入Service/Maintenance/Adjust SAVE程序，在提示中键入YES后即可完成，并将转录的磁带或磁盘标明时间、内容后存档。一旦表格数据丢失，即可重新拷入系统使用。上述工作完成后，即可以进行试扫描检查。如果图像质量不理想，伪影过大，则还要用头模和体模进行扫描曝光校准；如果认为图像质量达到诊断要求，便可以对患者进行正常扫描。

校正软件菜单如图9-5所示，LIBA调整如图9-6所示，COLLIMATOR BOX调整图9-7所示。

四、RESET故障

CT设备在运行过程突然中断程序，一直停止在某一状态或出现一条出错信息要求用户RESET，但此时若按照提示信息去RESET，程序并不能恢复正常，再度报错。此时，非得关机重新启动不可，这实际上已成为“死机”。造成此类故障的原因很多，主要有：①软件，尤其是新版的软件，由于存在着bug，在调试中尚未发现并清除。程序在某一特定条件下突然进入未曾预料的途径，造成软件失控。一般随着软件版本的不断升级完善，此类故障会大幅减少。②硬件如温湿度、线路板质量、电源电压频率、灰尘和元器件本身的质量，均会造成机器

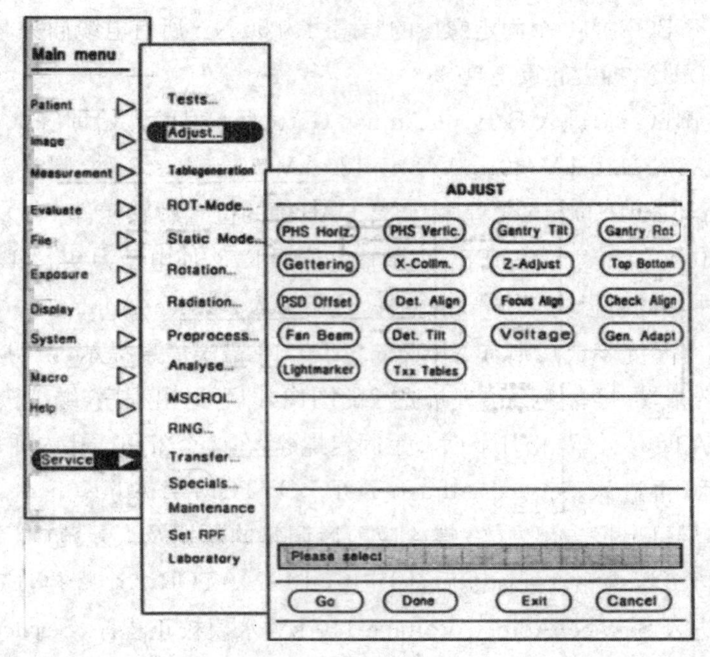

图 9-5 校正软件菜单

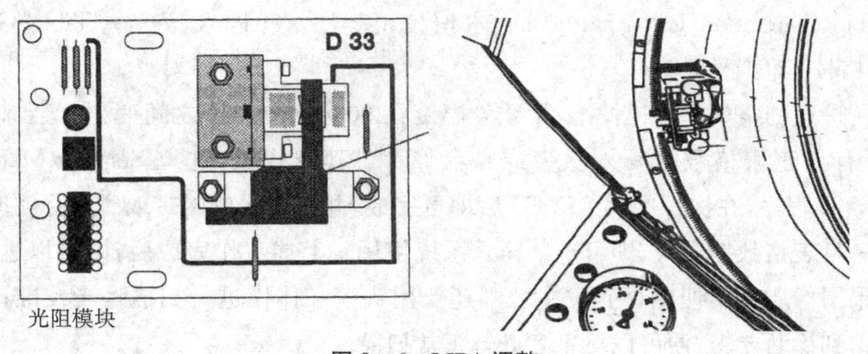

图 9-6 LIBA 调整

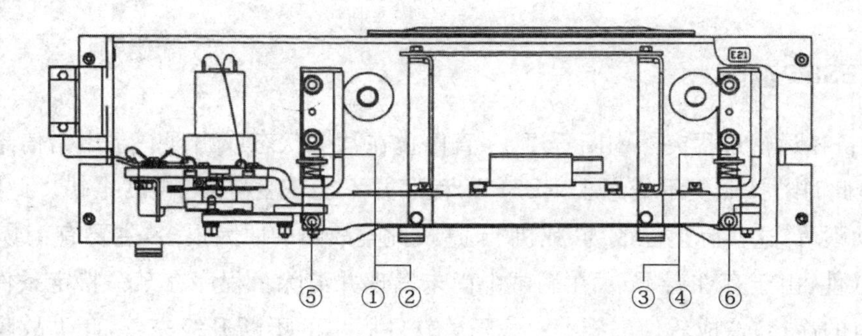

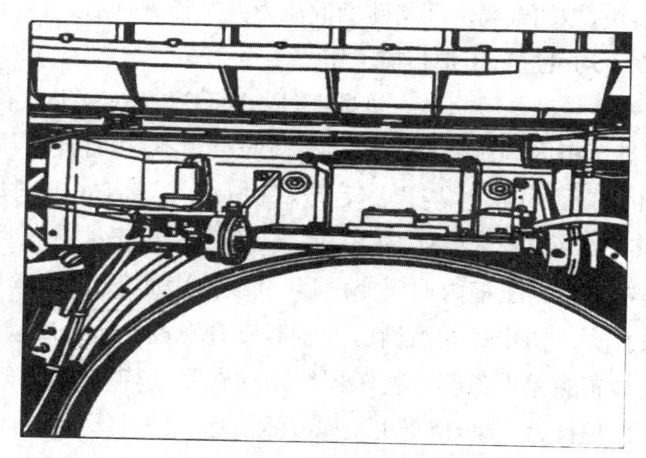

图 9-7 COLLIMATOR 调整

的 RESET 现象和死机故障。③接地是否良好也与此类故障出现频率密切相关。良好的接地可保证电路相互间不产生干扰。程序可按预定的途径正确执行,不会发生由于干扰而进入某种失控状态。④元器件由于本身性能质量或印刷电路板由于焊接不良等使 CT 设备经常要 RESET 和死机的情况并不少见,主要可能是相应的时序状态出了问题。CT 设备对环境要求比较严格,因此平时须注重机器的维护保养,消除灰尘,尤其是线路板及进风口的灰尘,要防止电容的寄生效应。尽量使用性能稳定的电源和 UPS,从而保证计算机正常工作。RESET 故障分析与处理方法如下。

1. *滑环碳刷接触不良引起的故障* 机型:SOMATOM-RC CT 设备。故障现象:CT 设备的扫描机架 CANTRY 处于零度或正角度时,正常扫描 X 线曝光数次后便自动停止扫描,扫描旋转部分停止转动,控制台提示 RESET。当重新 RESET 成功后,还是不能持久地进行扫描曝光,重复以上故障现象。

故障分析与检查:当调整扫描机架 CANTRY 在−15°左右扫描时,CT 设备可以正常进行扫描程序,这说明故障的出现与扫描机架的角度有关。扫描机架内旋转部分包括中频高压发生器组合机头、探测器、X 线自动遮光板和电源等。它们的供电电源是采用低压滑环技术,由金属滑环和碳刷组成。在系统软件使用 VA2 以前,开机后扫描机架内旋转部分一直处于旋转运动状态,只有使用 TOP 程序时才停止运行。因此,滑环与碳刷处于长时间摩擦状态,碳刷磨损很大。碳刷的高度降低到标准值的 1/3 左右,碳刷与金属滑环的压力减小。当扫描机架处于零度和正角度位置时,扫描旋转部分上的金属滑环重力向下,而弹簧顶的固定碳刷向上,碳刷与金属滑环在旋转运动下的压力相对减小,小的间隙就产生微量的接触电阻,使得在扫描曝光电流大的情况下有一定的压降。因电压不足,检测电路接受计算机指令停止扫描,并且要求重新 RESET。但是,扫描机架在负角度时,整个扫描机架的旋转部分金属滑环由于重力的作用在旋转过程中与弹簧顶着的碳刷接触更紧密,使得外加电源基本无损耗地供电给扫描旋转部分。仔细用无水乙醇擦拭金属滑环,去掉很多碳粉及灰尘;重新调整碳刷弹簧压力金属块，增加金属滑环与碳刷的压力。这样处理后，再开机试验，CT设备在任何扫描机架的角度下均可进行正常扫描工作。

2. 电源空气开关损坏引起的故障　机型：SOMATOM－RC CT设备。故障现象：起初在扫描工作中，听到高压柜内调压变压器碳刷滑动的声音不对，打开高压发生器前盖，发现碳刷在线圈上滑动时打火，线圈被烧黑。后来，每扫完一层后即出现故障信息 CP4810，ADAPTION LIMIT ERROR。并要求RESET，RESET后可正常扫描下一层。

故障分析与检查：观察高压柜内调压变压器，其线圈表面不光滑，碳刷在线圈上划动时产生匝间短路，造成打火。初步怀疑因调压变压器质量不过关而造成碳刷动作异常。关掉高压发生器电源，用纱布蘸无水乙醇对变压器线圈和碳刷进行擦拭，无效；后来换上一个新的调压变压器，不再出现打火现象，但仍出现原故障信息，要求RESET，且碳刷在变压器线圈上动作仍感觉不太正常。后来考虑到可能是由于电压输入不平衡而造成变压器动作失常，该变压器的输入电压为三相电压，是由一电源分配柜直接提供的，未经稳压器稳压。经测量，有一空气开关的一相结点打火而造成炭化，接触电阻增大，致使该相电压降至近30 V，由此造成变压器的动作不正常，产生故障。后来更换一空气开关后，机器工作正常。

五、其他故障

(一) 运动故障分析与处理

1. 故障原因　CT本身机械部件大多处于运动状态，各种位置容易产生变动。这些情况一旦超过允许范围，计算机就会发出相应的出错信息，禁止机器继续工作，造成故障。

2. 故障举例

(1) 限位开关不良引起的故障：机型：SOMATOM－RC CT设备。故障现象：机器扫描有时中断，出现PROJECTIONS RECEVERED 360，US0080 TIMOUT MEASUMENT等，不能进行连续扫描，非要RESET按钮多次或重新启动。

故障分析与检查：BSP及DAS数据传输程序检查。通过用TIM4、5程序测试机架旋转速度，发现旋转速度在下限值，而最小脉宽间隔≤8.7 ms。调整机架旋转速度，确保最小脉宽，在各种TIM测试模式中均≥8.7 ms。BSP接收数据恢复正常，无曝光中断现象，但偶尔还会出现正方向扫描结束、反方向启动失败情况。利用TS04程序做GANCOU检查机架旋转各限陋开关位置，正常。观察扫描控制系统运行时各指示灯的状态情况，发现在故障时D16板V3灯ROL－CW不亮，压紧开关S14触点，D16板V3灯亮，调换S14微动开关后，系统恢复正常工作。

维修小结：本起故障原因，先为开关簧片疲劳，触点接触不良，引起反向旋转启始状态不对，机器反相扫描时出错，非按RESET不可。后因调快转速，使得脉冲间隔过小，数据处理节奏破坏，造成传输数据丢失，引起曝光中断。故维修分两步，先解决传输数据故障，调整好旋转速度和最小间隔；再解决反向启动状态不对，调换接触不良的微动开关，使得系统能正常工作。

(2) 准直器开关引起的故障：机型：SOMATOM－RC CT 设备。故障现象：DIA PHRAGM TIME OUT，扫描状态出错不能进行正常扫描。

故障分析与检查：在测试程序 TS04 程序中做 DIA、TUD、DED 检查。发现做 TUD 检查时出错，而 DED 正常，说明故障由球管准直器引起。观察 D17 板 V3、V4 指示灯，反应正常，用 SERVICE 方式检查情况类似。卸下前盖，发现在 SERVICE 时光阑没有动作，而准直器驱动电机 24 V 电源正常，初步排除 D17 板故障的可能性。测量接近开关电源也均属正常，用纸片阻挡接近开关光路，发现 D16 板 V13 指示灯不亮。用万用表测量发现 X100/7 至 D16 X4/A12 线路不通，经查 X1/4 接触不良，修复后接近开关工作正常。第二步检查准直器驱动电机，发现定位销松动，拧紧螺母，重新加以调整，准直器工作恢复正常。

维修小结：这是一起因信号传输线接触不良而引起的故障。因为准直器到位后，由接近开关发出的到位信号没有被 CPU 所接收，故准直器马达继续转动，次数多了，使得驱动电机连接轴逐渐脱离，形成空转。从外面看，电机不转，调节失灵。因此，在接通了 S3 信号传输线后，还要调整驱动电机的机械连接。在维修过程要充分利用指示灯的作用，这样有时会取得事半功倍的效果。

(3) 定位床引起的故障：机型：SOMATOM－RC CT 设备。故障现象：开机进入正常工作程序后，机架面板显示灯正常，但在其上操作定位床升降按钮时，床只能上升不能下降。

故障分析和检查：①打开定位床后部盖板，拉出 D35 控制板，将 Service mode PHS Controller S1 微动开关向右拨到手动位置处，压下 S8 复位开关，此时压下 S2 开关，床可上升，压下 S3 开关，床可下降，并可听到 D35 板上微型继电器 K2 工作的吸合声，但 D36 板上的下降继电器 K2 不工作，故定位床升降电机(Vertical Motor)不得电。②由电路分析，D36 板得电工作的必要条件是：D36 板上升继电器 K1 互锁接点应闭合；3 个防碰撞的微动开关 S4、S5、S6 应常闭；下降极限开关 S7 应常闭。检查结果发现 S7 处于常开位置，导致出现定位床只能上升不能下降的故障。

故障处理：拆下 S7 开关检查，发现不锈钢外套被压变形。将 S7 开关顶开，重新修整好不锈钢外套，再将 S7 开关装回原位，定位床升降自如。

(二) 电源故障分析与处理

1. 故障原因　CT 是大型医疗精密设备，应用了很多计算机技术，不仅图像重建等依赖计算机，机械运动部分等也依赖计算机，对电源电压、相序等有很高要求，一旦超过电压波动允许范围，同样会引发故障。

2. 故障举例

(1) 电源分配箱接线柱不良引起的故障：机型：SOMATOM－RC CT 设备。故障现象：在正常扫描患者时，GANTRY 突然停止旋转，同时可听到较大的马达刹车声，计算机提示 RESET。按常规执行 RESET 程序无效，须调用 SYSTEM－RUN 程序中的 Startup-warmup，执行 GO 后，使 GANTRY 旋转，再取消 WARMUP 指令。这样做相当于将 GANTY 从静止态送入旋转工作状态，并需重新输入患者有关参数。

故障分析和检查：①查故障报告中提示为EM0102，此错误是由主控制板（Master Bd）发出的，其原因有患者床位置不正确；接触不良；软件处理错误；电源电压波动等。②首先检查患者床控制板各组电压及有关参数，并进行运动试验正常。③检查GANTRY中7组相关接触器的工作状态，其中6组工作正常，发现K5工作异常，该接触器在进入正常扫描模式时应得电吸合工作，而此时仅抖动一下便断开，查K5的受控电路为旋转控制板（ROT），更换ROT板后，现象依旧，证明ROT板工作正常。④检查ROT板的受控电路是主控制板（Master），测量主控板各参数正常，而主控板又受控于电源分配箱的控制。⑤检查电源分配箱各保险丝工作正常，但发现从稳压电源至电源分配箱接线柱处有烧焦的痕迹，经分析为接线柱螺丝松动导致接触不良而产生弧光放电。

故障处理：更换新的接线柱，彻底清洁接线后，重新拧紧接线夹，试机工作正常。

（2）外电网错相引起的故障：机型：SOMATOM－RC CT设备。故障现象：进入MS04程序*RESET时，机架左右面板指示灯一闪即灭，反复按RESET情况相同，床高示“118”，正常工作时最高点即最小值“126”，床高有异常。

故障分析和检查：按RESET时能够听到接触器的吸合声，且急停键有效，左右立柱无异常，仅是机架面板按键灯不亮，检查床尾3个保险丝，发现左边F1（4A）驱动保险烧断，更换保险丝后RESET正常，但升降床无效，进退前后倾斜正常。询问当时使用情况，原来由于停电，来电后因有急症患者便按复位键降床，按降床键时非但不降，反而越升越高，最后冲出极限。经鉴定是由于外电网错相导致电机反转，造成该故障。

故障排除：按床尾左下方3个维修用升降开关，看能否将床高复位。按中间一个使能开关S30，再轻触S31降床开关，发现床确实下降，此刻相位正确，也不再反向，保持一会，使床高降至“126”以下，再用机架前面板上升状态验证，一切工作正常。注意：一旦发现操作与动作不符，应立刻停止使用，查明原因。

（三）环境故障分析与处理

1．故障原因　CT是精密的医学影像设备，其对环境的要求较高，一般要求扫描室温度在20～28℃，湿度控制在30%～70%。由于检查室患者进出等导致环境条件发生改变，极易引发故障。

2．故障举例

（1）扫描室温湿度影响引起的故障：机型：SOMATOM－RC CT设备。故障现象：图像上有暗圈状伪影，反复空气校正不起作用。

故障分析和检查：出现规则伪影一般可判定为DAS故障和通道校正表的偏差。由于空气校正未能消除伪影，故进入AS04程序检查积分板通道@A/装入模式（*MOD/），观察各个通道的“静态”OFFSET值（*LOA File：OFFSET、TAB），未发现通道OFFSET值超越范围。进一步进行“动态”测试，扫描空气图像，观察每个通道的对数平均值（*LOG/MEA/），发现同一次空气扫描中每个通道的LOG/MEA值大致相同，仅通道#318随机产生小偏差。找出所在的积分板，与最低通道积分板对换以后，情况仍旧同前。交换高低通道A/D板，左右 BUFFER 板试之也未有变化。检查供给探测器工作的小高压 500 V 正常。

通道的 OFFSET 值正常，而图像环状伪影系随机产生，且多发于上午，有时工作到下午进行空气校正便可消除圈状伪影。通过不断摸索分析，采取了以下措施：机器 24 h 昼夜不关机，使探测器工作在同一环境温度，降低扫描间室温，保持在 18～20℃之间，增加除湿机使湿度保持在 60%以下，圈状伪影无法由空气校正消除的故障不再发生。

(2) 因机房温度超限引起的故障：机型：Brilliance 16 CT 设备。故障现象：Brilliance 16 的机器上午工作到 10 点左右报错，提示采集系统错误，不能进行扫描(图 9-8)。

故障分析和检查：因为探测器的材料特性对工作温度有要求，过高或过低都会使其输出特性发生畸变，长期温度过高还会加速其老化，所以机器设计了温度保护机制。当 DMS 系统的温度上升至(42±2.8)℃，位于 DMS 左母板的温度开关就会动作，产生一个关闭电源 PS1 的信号，使其停止输出。此时，RCOM 和探测器模块都停止工作，当温度下降到(32±2.8)℃时，温度开关断开，电源关闭信号移除，电源 PS1 重新开始工作，DMS 恢复工作。进入机房，发现温度高达 27℃，错误日志 errlog 中报 ACQ_NOT_OK，检查 event log，发现错误 FIBER OPTIC WAS DISCONNECTED，没有发现 RESEND。因机房温度过高，怀疑 DMS 的电源 PS1 因温度保护而被关闭(图 9-9)。

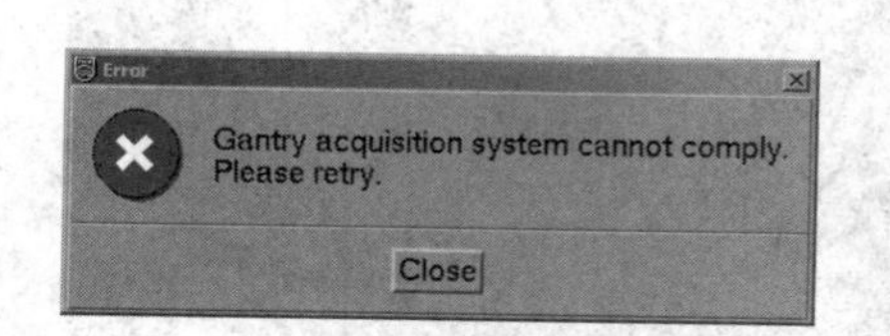

图 9-8 机架报错信息

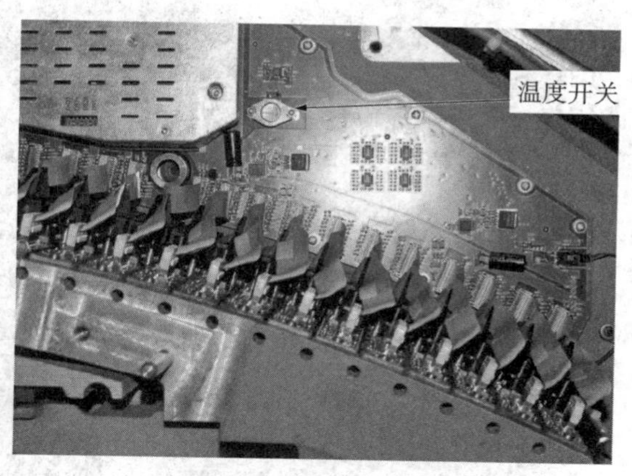

图 9-9 温度开关位置

故障排除：打开机架测量电源 PS1，果然没有输出，造成 RCOM 不工作；测量 DMS 左侧母板的温度开关，开关果然已经闭合。停机并采取降温措施，机器恢复正常工作。此故障是因为机房温度过高引起的机器保护。

(3) 因机房灰尘太大引起的故障：机型：Brilliance 16 CT 设备。故障现象：Brilliance 16 的机器上午工作到 10 点左右报高压系统故障，准备关机重新启动时，扳动钥匙关机，机架无法关闭(图 9-10)。

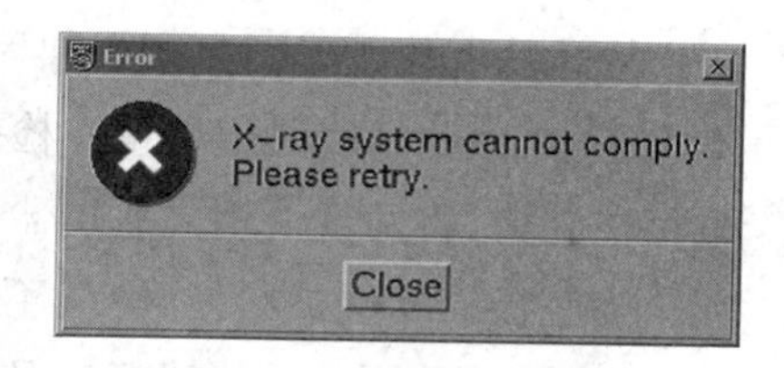

图 9-10 高压报错信息

故障分析和检查：查看 errlog 发现机架报错信息：S_GENERATOR_MONITOR_XRAY_TUBE_HOUSE_

SW_ERROR,提示球管温度过高使过温开关闭合。检查机房温度正常,用手探试机架前盖发现很热,而面对机架后盖2点钟位置手摸没有热的感觉(这个位置是机器在待机状态时球管热交换器对后风扇的出口位置),初步判断是机架的散热系统失效引发故障。打开机架前盖,有一股热气散出,球管探试温度很高,热交换器散热片温度也很高,而且风扇吸入风力较小,印证了之前的推论是正确的。

机架中主要的发热部件是球管,球管油冷系统为其降温。球管油冷系统是通过油泵将球管中的热油送到热交换器中,再将热交换器中通过风冷降温之后的冷油送回球管。机架分前部和后部两个相对独立的空间,球管在机架的前部,工作时前部底板的风扇通过滤网将机架外的冷空气吸入前部空间,球管热交换器风扇使大量的冷风穿过热交换器的散热片。经过冷热交换后,热油变冷油送回球管,冷空气变热空气排到机架后部,阴阳极高压模块的风扇使高压模块降温并将热风排到后部,汇聚到后部的热空气再由位于机架后部顶板的两个大风扇排出机架(图9-11)。

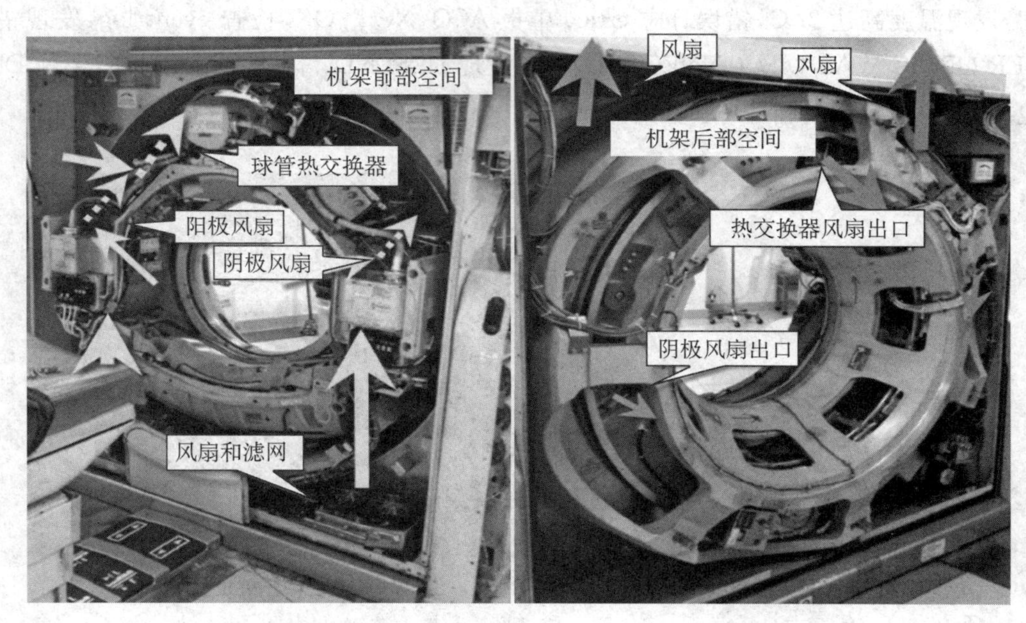

A. 机架前面观　　B. 机架后面观

图9-11 热交换示意图

故障排除:检查机架前部底板两组风扇工作正常,油冷系统的油泵工作正常,阴阳极高压模块风冷工作正常。打开机架后盖,热交换器风冷风扇工作正常,后部顶板两个大风扇工作也正常,因此怀疑风道被堵。检查发现机架底板的两个进气滤网脏堵,热交换器的散热片也存在脏堵,将两者清理之后机器工作正常。

当底板的滤网被堵住,冷气不能进入前部空间,再加上球管散热器片缝隙被堵,使其热交换失效,双重原因导致球管的温度迅速升高。当油温被加热到>80℃时,油冷系统的油温保护开关就会闭合,系统开始高压报错,不允许继续扫描,只有等到油温降到<80℃之后机

器才能扫描，油温降到<40℃之后机架才能关机，如果强行关机将会对球管造成很大的损害。因此，该例故障中出现高压报错后机架无法关闭的现象。

（黄清明　季智勇　孙连柱）

思考题

1. CT安装的场地要求有哪些？
2. CT安装的工作与环境要求有哪些？
3. CT安装的具体流程。
4. CT操作规范、日常保养和定期维护的注意事项。
5. CT故障的检修方法。

主要参考文献

[1] 徐跃,梁碧玲. 医学影像设备学[M]. 第 3 版. 北京:人民卫生出版社,2010.

[2] 石明国. 医学影像设备学[M]. 北京:高等教育出版社,2008.

[3] 韩丰谈,朱险峰. 医学影像设备学[M]. 北京:人民卫生出版社,2010.

[4] 吉强,洪洋. 医学影像物理学[M]. 北京:人民卫生出版社,2010.

[5] 张学龙. 医学影像物理学教程[M]. 北京:科学出版社,2013.

[6] Chen X, Ouyang L, Yan H, et al. Optimization of the geometry and speed of a moving blocker system for cone-beam computed tomography scatter correction [J]. Med Phys, 2017,44(9): e215.

[7] Jiang H. Computed tomography: Principles, design, artifacts, and recent advances [M]. Washington: SPIE Press, 2009.

[8] Willemink MJ, de Jong PA, Leiner T, et al. Iterative reconstruction techniques for computed tomography part 1: technical principles [J]. Euro Radiol, 2013,23(6):1623~1631.

[9] Hyatt AP. Computed tomography: physical principles, clinical applications, and quality control [J]. Radiography, 2009,15(4): 357~358.

[10] Hathcock JT, Stickle RL. Principles and concepts of computed tomography [J]. Veteri Clini N Am Small Animal Pract, 1993, 23(2):399.

[11] Aran S, Shaqdan KW, Abujudeh HH. Dual-energy computed tomography (DECT) in emergency radiology: basic principles, techniques, and limitations [J]. Emerg Radiol, 2014,21(4):391~405.

[12] Jarrett C. Computed tomography: Fundamentals, system technology, image quality, applications [Book Review] [J]. IEEE Engin Med

Biol，2007，26(2)：12.

[13] Willemink MJ，Leiner T，Jong PAD，et al. Iterative reconstruction techniques for computed tomography part 2：initial results in dose reduction and image quality [J]. Eur Radiol，2013，23(6)：1632～1642.

[14] 陈武凡. CT 原理与技术[M]. 北京：科学出版社，2015.

[15] Beutel J，Kundel HL，Metter RL. Handbook of medical imaging [M]. Washington：SPIE Press，2000.

[16] 张泽宝. 医学影像物理学[M]. 北京：人民卫生出版社，2006.

[17] 黄力宇. 医学成像的基本原理[M]. 北京：电子工业出版社，2009.

[18] Hendee WR，Ritennour ER. Medical imaging physics [M]. New York：Wiley-Liss Inc.，2002.

[19] Sprawls P. Physical principles of medical imaging [M]. Maryland：Aspen Publishers，1993.

[20] 李真林，雷子乔. 医学影像设备学[M]. 北京：人民卫生出版社，2017.

[21] 冯开梅. 医学影像设备学[M]. 北京：人民卫生出版社，2016.

[22] Kalender WA. Computed tomography：Fundamentals，system technology，image quality，applications [M]. Erlangen：Publicis Publishing，2011.

[23] 王学兵. 东芝 Aquilion16 CT 扫描床水平运行系统工作原理及应用[J]. 中国医学装备，2012，10：89～90.

[24] 张卫东，袁荣国，陈敏. 东软双排螺旋 CT 扫描床水平运动故障分析[J]. 医疗卫生装备，2013，34(3)：144.

[25] 郭俊渊，唐秉航. 多层螺旋 CT 原理和临床应用[M]. 成都：电子科技大学出版社，2003.

[26] 刘杰，施寅，阮秋琦. CT 快速图像重建算法研究[J]. 中国医学物理学杂志，2003，20(3)：149～150.

[27] 吕东辉，庄天戈，严壮志. 体积 CT 中的图像重建算法研究综述[J]. CT 理论与应用研究，2000，9(4)：12～18.

[28] Wang G，He T，Li X，et al. Review of parallel computing techniques for computed tomography image reconstruction [J]. Curr Med Imaging Revs，2006，2(4)：405～414.

[29] 张朋，张兆田. 几种 CT 图像重建算法的研究和比较[J]. CT 理论与应用研究，2001，10(4)：4～9.

[30] 于庆坤. 插值法在 CT 图像重建中的应用[D]. 东北大学，2008.

[31] 李志鹏，丛鹏，邬海峰. 代数迭代算法进行 CT 图像重建的研究[J]. 核电子学与探测技术，2005，25(2)：184～186.

[32] 莫华，龙莉玲. X-CT 图像重建的卷积反投影图解法[J]. 中国医学物理学杂志，1999，

16(3):143～145.
[33] 潘屏南,等. 现代大型医用设备[M]. 北京:中国医用科技出版社,2002.
[34] Seeram E. Computed tomography: Physical principles, clinical applications, and quality control[M]. Philadelphia: Saunders, 2015
[35] 姜远海. 临床医学工程技术[M]. 北京:科学出版社,2002.
[36] 曹其智. 医学成像系统[M]. 杭州:浙江大学出版社,2002.
[37] Kalender WA. Computed tomography: Funclamentals, system technology, image quality, application[M]. Erlangen: Publicis Corporate Publishing, 2005.
[38] 李林枫. 医学影像设备管理[M]. 北京:人民卫生出版社,2002.
[39] 王鸣鹏. 实用 CT 检查技术学[M]. 北京:科学技术文献出版社,2002.
[40] 罗述谦. 医学图像处理分析[M]. 北京:科学出版社,2003.
[41] 庄天戈. CT 原理与算法[M]. 上海:上海交通大学出版社,1992.
[42] 崔世民. 计算机体层成像[M]. 北京:人民卫生出版社,2003.

图书在版编目(CIP)数据

医用 CT 技术及设备/姚旭峰,李占峰主编. —上海:复旦大学出版社,
2018.8(2021.1 重印)
21 新世纪医学影像专业教材
ISBN 978-7-309-13817-7

Ⅰ.①医… Ⅱ.①姚…②李… Ⅲ.①计算机化 X 射线断层扫描仪-使用方法-医学院校-教材 Ⅳ.①R814.42

中国版本图书馆 CIP 数据核字(2018)第 174310 号

医用 CT 技术及设备
姚旭峰　李占峰　主编
责任编辑/贺　琦

复旦大学出版社有限公司出版发行
上海市国权路 579 号　邮编:200433
网址:fupnet@fudanpress.com　http://www.fudanpress.com
门市零售:86-21-65102580　团体订购:86-21-65104505
外埠邮购:86-21-65642846　出版部电话:86-21-65642845
江苏句容市排印厂

开本 787×1092　1/16　印张 10.25　字数 213 千
2021 年 1 月第 1 版第 3 次印刷

ISBN 978-7-309-13817-7/R·1699
定价:38.00 元
